人生を悦びに変える

波動とエネルギーのレシピ

―大ホリスティック医学 × 量子力学的自分発振―

帯津 良一 帯津三敬病院 名誉院長
村松 大輔 一般社団法人『開華』GPE代表理事

あすか書院 発行／総合医学社 発売

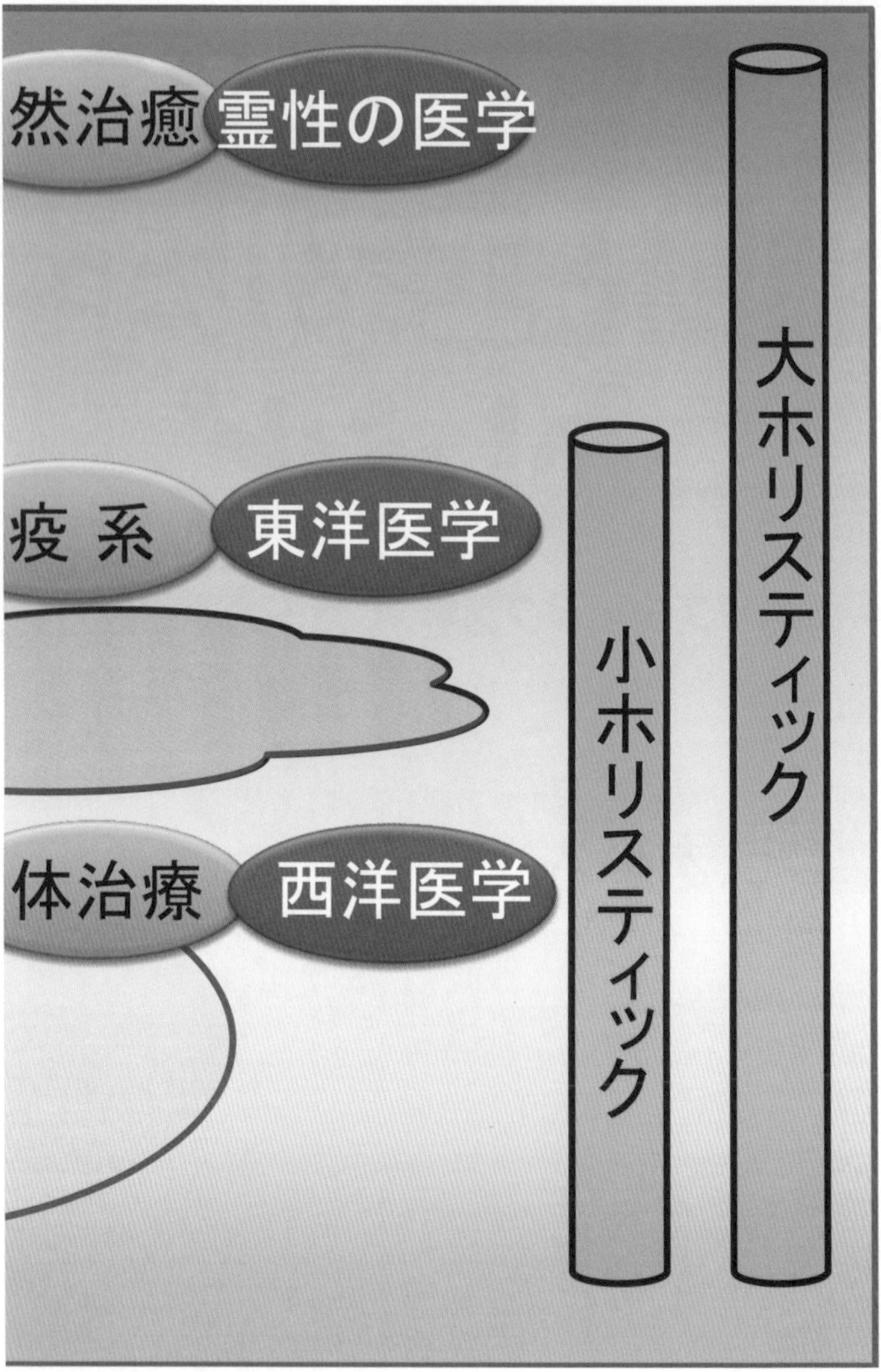
然治癒
霊性の医学
疫 系
東洋医学
体治療
西洋医学
小ホリスティック
大ホリスティック

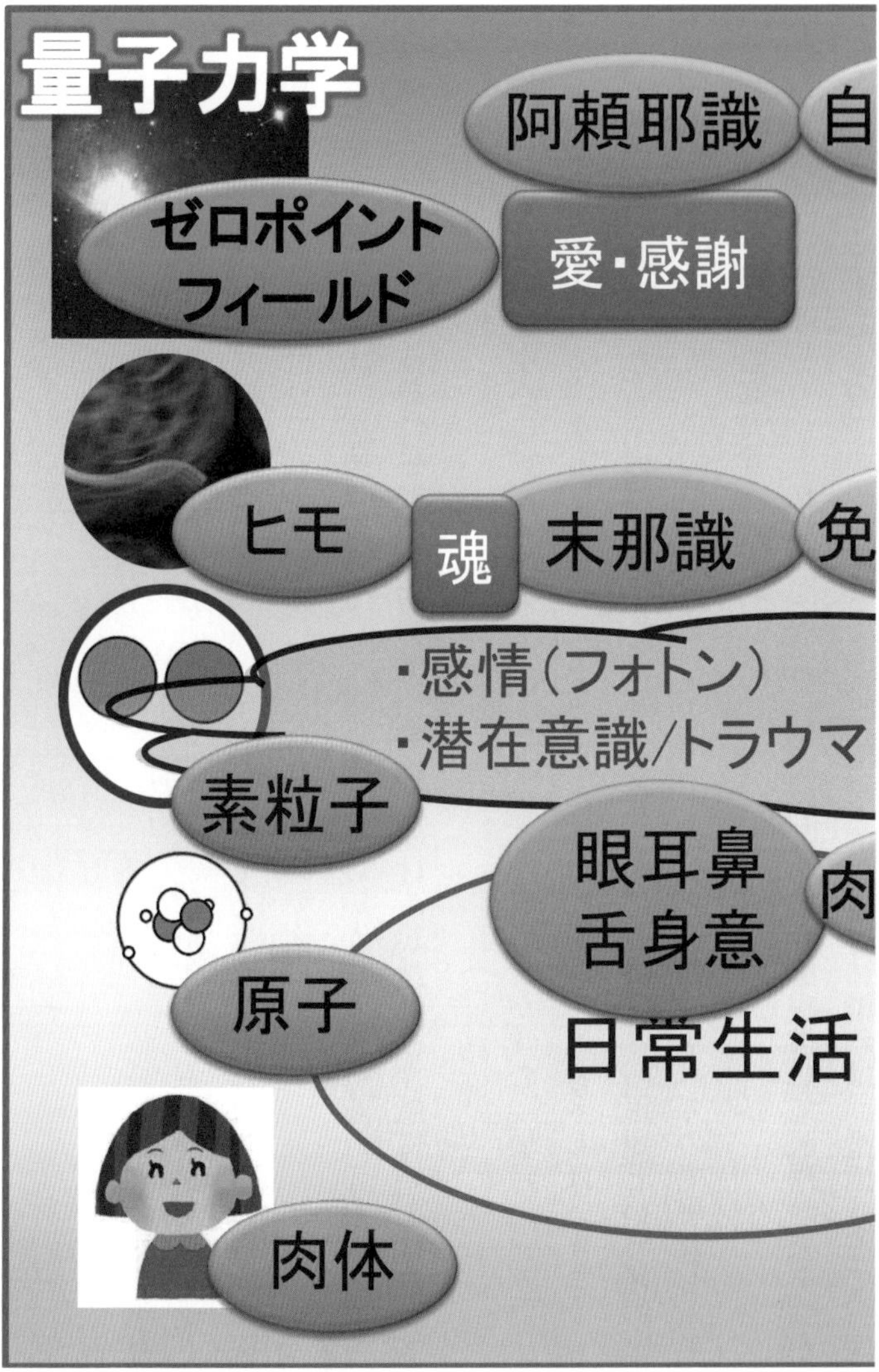

量子力学
阿頼耶識
自
ゼロポイント
フィールド
愛・感謝
ヒモ
魂
末那識
免
・感情（フォトン）
・潜在意識/トラウマ
素粒子
眼耳鼻
舌身意
肉
原子
日常生活
肉体

まえがき

かつて、がん治療の現場はじつに殺伐としていました。医療本来の温もりが至って乏しいのです。患者さんはずいぶんとつらい思いをしたことでしょう。それは一重《ひとえ》に医学が医療の真ん中に、どんと坐って大きな顔をしすぎたためなのです。

医療と医学は違います。医療は戦争でいえば、そこで戦いが繰り広げられる最前線なら、医学は後方にあって最前線に必要な武器弾薬や食糧を届ける兵站部、今風にいえばロジスティックスです。

医療は、患者さんを中心に家族、友人そしてさまざまな医療者が営む「場」の営みです。すべての当事者が自らの内なる生命場のエネルギーを高めながら、患者さんはいうまでもなく、他の当事者の内なる生命場に思いを遣《や》ることによって、共有する医療という場のエネルギーが高まっていく。その結果、患者さんは病を克服し、他のすべての当事者も癒されていく、これが医療なのです。

そして医学はというと、すぐれた医学機器と最新の医学技術を提供して医療効果を弥《いや》が上にも高めようとするものです。村松さんの量子力学的生き方に則れば、医療は波で、医学は粒《つぶ》ということになり、医療の場のエネルギーを高める原動力は、フォトン（光子）ということになります。

さらに医療の真の目的は、患者さんがたとえ病の中にあっても、人間としての尊厳を保ちつづけることをサポートすることにあり、治したり癒したりは方便にすぎません。そしてそのサポートの基本はそっと寄り添うことにあります。ここでまた村松さんの「自己発振」のヘルツを高めるステップの一つとぴたりと一致します。また寄り添うということは今この瞬間のことで、そのままマインドフルネスを体現することになり、これも自己発振のステップの一つであります。

さて、ホリスティック医学というのは、体、心、命が一体となった人間まるごとをそっくりそのままとらえる医学です。内なる生命場のエネルギーが「命」、刻々と変化する生命場の状況が脳細胞を通して外部に表現されたものが「心」、そして生命場のエネルギーの淀《よどみ》のようなものが「体」と考えると、ホリスティック医学は正真正銘の「場の医学」ということになります。ここでまた量子力学的生き方と大きく重なります。

そして、わがホリスティック医学は、大ホリスティック医学に向かい始めました。仏教でいえば、小乗仏教から大乗仏教へという流れに匹敵するでしょうか。現在のところ大ホリスティック医学は、三つの概念から成り立っています。

まずは人間まるごとのとらえかたです。自然界は、場の階層から成っています。私たちが籍をおくのは、人間という階層です。下に向かえば、臓器、細胞、遺伝子、分子、原子、素粒子という場が層を成しています。一方、上に向かっては、家族や職場、地域社会、自然界、国家、地球、宇宙そして虚空《こくう》が層を成しています。

さらにこの階層には、〝上の階層は下の階層を超えて含む〟という原理が働いています。つまり上の階層は、下の階層の性質を全部持ち合わせた上に、プラスアルファの性質を加えて持っているのです。だからすべての階層がしっかりと結び付いているのです。ということは、人間という階層だけに注目していたのでは人間まるごとにはならず、素粒子から虚空まで全階層をとらえなければならないのです。換言すれば、私たちは全階層に同時に存在しているのです。パラレルワールドそのものですね。

次は、医学は「個物《こぶつ》の医学」から、「場の医学」に向かっていて、目指すは「純粋な場の医学」すなわち「霊性の医学」であります。大乗仏教の唯識学説では、人間の心が八層から成るとしています。すなわち眼耳鼻舌身意の表層心と末那識《まなしき》と阿頼耶識《あらやしき》の深層心です。最初の五識は、五官の世界で個物を対象にします。第六識は心の世界で、ここで初めて場の登場です。しかしまだ脳細胞という大きな個物を含んでいます。末那識は自己にこだわる世界ですから、これは免疫の世界。場の医学として一歩前進ですが、まだ白血球やマクロファージなどの小さな個物を含んでいます。そして最後の阿頼耶識に至って、純粋な場の医学です。ゼロポイントフィールドに立脚した「霊性の医学」の登場です。

そして最後は、あの世とこの世の統合です。この世だけを対象としていたのでは、真のホリスティックにはならないのです。われらが故郷である虚空をも視野に入れて初めてホリスティック医学の成立です。見方を変えれば、生きとし生けるものすべてが、生きながらにして生と死を統合するのをサポートするのが、「大ホリスティック医学」なのです。

このように村松さんの量子力学的な生き方と、わが大ホリスティック医学がぴたりと符号することがわかりました。有意義な対談でした。これからもよろしくお願い申し上げます。そして、最後にこの対談を企画してくださった渡辺嘉之さんに深く感謝いたします。ありがとうございました。

帯津 良一

まえがき……帯津良一

第1章　医療と教育を「波動」と「エネルギー」の視点からとらえてみる！……1

・素粒子の波から、すべて説明できる！……2
・医療も空手も直観が大切！……6
・量子力学的解説を図でやさしくひもとく……9
・稲盛和夫氏が説く、魂の根底にある「知恵の蔵」……14
・アインシュタインの言う「神」は、「宇宙をつかさどる大いなる仕組み」……17
・東洋医学と日本神話におけるゼロポイントフィールド（ZPF）……27
・「大ホリスティック医学」に至るまでの道のり……31
・大ホリスティック医学は、「霊性の医学」……36
・高い周波数をもつ「愛」は、それ以下の感情を包括してしまう……40

・相手の「生きる悲しみ」を敬うところから、医療にぬくもりが戻る……48
・医療と教育で活用できる呼吸法……50
・「感謝行」と「自分褒め」で全く変身してしまう！……53
・大ホリスティックを唱え出したら、病院の「場のエネルギー」がすごく高まった！……54
・愛・感謝・祈りは、「渡りに船」現象を引き起こす……57
・争いごとが無くなる世界にするために……59

第2章　自然治癒力、免疫力と場のエネルギー！……63

・外科医は、「自然治癒力」を抵抗なく信じている……64
・抗がん剤は、人間の尊厳を引き裂くので、「霊性の医学」に向かうべき……68
・がんに打ち克つ免疫力……70
・免疫力、自然治癒力から、「場のエネルギー」を高めて、「霊性の医学」につなげたい……73
・自然治癒力を高めるために、患者さんに勧めていること……78

・キーワードは、「天の意志のもとで働きます」「最高の自分を発揮します」…… 83
・養生のためには、「ときめく」ことが大切！…… 84
・心のコンクリートがほぐれることで、現れる天才性…… 91
・「せいで」を「おかげで」に変えるだけで起こる奇跡…… 95
・「認知症」は、病気ではなく、老化現象！…… 100
・アンチエイジングより、ナイスエイジング！…… 102
・健康寿命を果たすには、「栄養」「体力」「社会参加」…… 104
・命のエネルギーの低下を回復するのが「自然治癒力」…… 109
・「場のエネルギー」と「命のエネルギー」は、影響し合う…… 111
第3章　これからの未来を悦びに変えてゆくために！…… 113
・周波数の高いゼロポイント側を響かせれば、歓喜につながる！…… 114
・認知症の人ががんになりにくいのは、ストレスが少ないから？…… 115
・未来を悦びに変えるために…… 117
・呼吸法と気功の実践法…… 120

・自己肯定感が、がんや引きこもりを克服する！……124
・「悦び」が自然治癒力を高める……128
・がんをどう捉え、どう対応するか……130
・各自がミッションを理解すると、一気に飛躍できる！……134
・とても有効な音楽療法……139
・量子力学的なまとめ……143
・ホメオパシーも「場のエネルギー」……146
・仏教的な見方からのまとめ……151
・死ぬと、すごくいい顔になる……154
・死をゼロポイントフィールド（ZPF）側から捉えると……。……160
・臨死体験によると、意識は存在し続ける……164
・人生は孤独なひとり旅……167
・子供たちの教育を通して目指しているところ……170
・志半ばだったいとこの遺志を継いで……175
・ウイルス感染症に負けない心……177
ご縁に、ただただ感謝～あとがきに寄せて……村松大輔

第1章

医療と教育を「波動」と「エネルギー」の視点からとらえてみる！

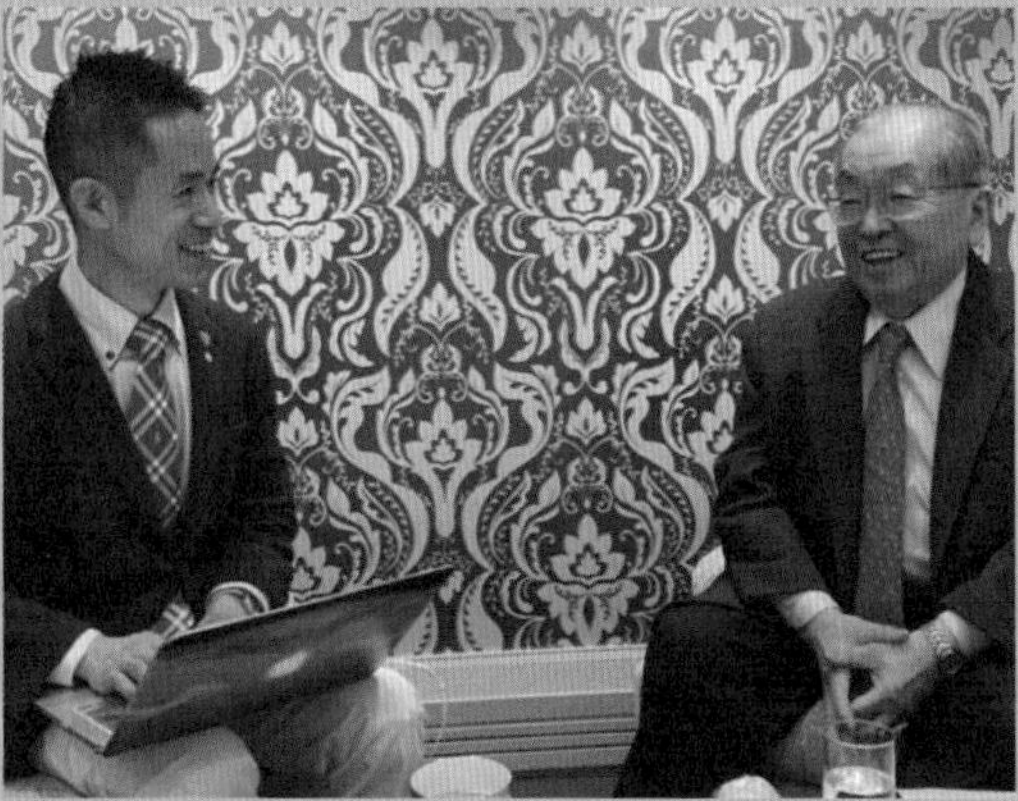

素粒子の波から、すべて説明できる！

村松　先生、はじめまして。じつは、私は、ずーっと帯津先生のファンでして、かなり前ですが、先生の講演を聴きに行ったこともあります。

帯津　それは、光栄です。

今回、この対談の話を出版社から頂いて、先生が書かれた「自分発振で願いを叶える方法」（サンマーク出版）を読ませて頂いたんですが、東大空手部の後輩だったのには、驚きました。

村松　そうなんです！　もう四〇期くらい下ですが（笑）

こちらこそ本当に光栄です。よろしくお願いします。

それでは、私から始めさせて頂いてよろしいでしょうか？

帯津　どうぞ。

村松　うちの父が工場をやっていたところに私が大学を卒業して戻ったのです。ただ２０１２年に父の会社は閉業となりまして、２０１３年から学習塾をスタートしたのです。私が幼少のころから父が町工場の社長をやりながら退行療法、過去世療法をしながらクライアントさんのトラウマを取るというのを小さいころからずっと見てきていて、人の悩みって外せるのだという感覚はありました。でも、潜在意識とか心理学って、目で見えないので、何か怪しいなというのがありました。

あとは、うちの両親が仏教、日蓮宗と、あと生長の家だったのです。なので、魂は生き通しとか、私は「だいちゃん」と呼ばれていたのですが「だいちゃんの生まれてきた目的は魂の成長のためだよ」と言われて育ってきて、小学校に入って学校で魂の授業があるのだと思っていました。しかし、それはなくて、そのうち学校では魂の話はしてはいけないのだなというのは子どものときに感じ、どうにかして証明したいなと思っていました。ただ、中学、高校で、反抗期だったので、親が私の友達に魂の話をされるのがすごくいやで、そこから心が離れたのですが、大学に行って船井幸雄先生とか稲盛和夫先生の本を読んだら、父と同じことを言っていて、魂とか言っていいのだというところから、船井オープンワールドに通うようになりました。

父の会社に入ってその後、この考え方を基に、心理学とか潜在意識は見えないところではなくてどうにか説明したいと思ってました。大学のときに量子力学をちょっとかじってみたのですが、それは分子軌道の話とかそういうので、人間の生き方とは全く関係なかったのですが、後に独学で学んだ中に、素粒子のフォトンというものが、「意識」で「バイオフォトン」というのがあり、全ての生命体がかすかな光を発振している、「バイオフォトンが意識だ」というところが、何かすごくつながったんですね。「素粒子が波なら全部説明できるじゃん！」と気付きました。父の心理学で言う集合無意識層のところが先生のおっしゃっている虚空の場所のところであり、ラズロー博士がゼロポイントフィールドと言っているところ。そこにつながれば、天才性、エジソンとかが発明する領域も全部入っているというところを子どもたちにも分かるように、このパワーポイントを使って説明させてもらってるんですね。

帯津　私はパワーポイントとか、そういうことは全然できない。東大工学部は何が専門だったのですか。

村松　化学工学です。前の前の総長の小宮山宏先生が私たちの化学システム工学科の学科長をされていたときです。化学工学の燃焼力学でした。なので、炎の燃え広がり方の化学反応の研究でした。ただ、私は学部だけで大学院に行ってないです。

帯津　なるほどね。でも大したもの。

村松　ありがとうございます。それで塾の子どもたち、小学生にも分かるように「モーツァルトが作曲するのって、曲が天から聴こえてくるので、自分で考えてない。そういう領域があるから」みたいな話をして。そうしたら子どもたちも、ゲームとかクイズとかをしながら**直観を待つ**というのですかね、そういうのをさせてもらっているうちに、卓球で全国大会とか、フェンシングで世界大会とか、レスリングで東日本優勝とかという小学生、中学生が出てきて、「私、無理、無理」ではなくて、マインドフルのそちらの世界があるのだというところを感じてもらうようにしています。

例えば「サッカーの試合中にキーパーがボールを蹴りました。振り向いてダッシュで行くと、走りついた先にボールが落ちるかが分かる人？」と聞くと、「はい」という子が中2とか中3で一人いると、「みんなもいけるから」と説明します。すると、「僕もいけるんだ」とストンと入る。そちらの世界に飛び込みやすい。こうやって、勉強面も同じで偏差値が83とか85とかにいく生徒が出始めてきています。

学習障害といわれている子は、ある分野だけ突き抜けるじゃないですか。そこを伸ばすのがすごく好きで。学校に行くと、辞書でたたかれている子もいるらしいです。学校に行くとそうなってしまうのでどもってしまうのだけど、私どもの「開華」塾に来るとすごく元気になってくれるというのが私もすごく悦びです。

というのは、そもそも私が自分を封印してきた時期が長くて、そこからふたを開いた悦びがすごく大きいので、封印している子のにおいが分かるというか、周波数を感じ取って、「君のここを取ると、ここを抜けるよ」みたいに、空手の組手の、試合運びと同じで、気を感じてやりとりをするというのが大好きなんです。生徒のここが詰まっている、ここをほぐすと抜けるというのを見るのが大好きで、夜、塾があって、子どもたちに携わるのがすごく好きですね。

その話が大人の方々にも広がっていき、パワーポイントを使いながら、いま大人の方のほうが仕事量は多くさせていただいているのですが、東京でオフィスを持ちながら、そういった話をしながら、**素粒子の振動数が高まれば**、**自分のゼロポイントフィールド側からの振動数が出ますよ**。先生のおっしゃる**生命エネルギー**の部分があふれ出てきますよというところのお話とまさにつながる。先生のほうが30年、40年やっていらっしゃるので大大大先輩ですが。

帯津　先生の本を読んでいて本当によく分かりました。

村松　ありがとうございます。光栄です。

医療も空手も直観が大切!

帯津　医療もやはり※**直観**が大事で、直観抜きではちょっとね。だから**ホメオパシー**なんか、世界中のホメオパシーはコンピューターでやっています。患者さんの持っている性質をコンピューターに入れていってやると順位がついて、どのレメディを使ったらいいかドーッと並びます。私は幸いコンピューターが苦手なものですから、私ははじめから直観でパッとひらめいたのを書いておくのです。これだけで決めてしまうとよくないから、あとで裏を取るというか本を調べて、これでいいのだということになるのですけどね。だから医療は特に直観をないがしろにしてはいけない。

例えばOリングなんかで、恐らく医者でOリングの講習会に行ったのは一番古いほうだったと思いますが、私もOリングを昔、覚えて、病院で外来の患者さんに漢方薬は何を出すかOリングで決めようと思い、左の手のひらへ漢方薬を乗せて、右手でつくったOリングが開けば駄目、開かないのは効くとそれを2~3人やったら、「これは駄目だ、これだと直観が育たない」と思った。これだけで決めていたのではね。それで、パッとOリングをやめてしまい、あとは直観を大事にしているのですけどね。

村松　直観、ありますよね。空手の試合運びと同じですよね。相手の技が来る瞬間の空気の流れですよね。

帯津　空手は、在学中に何段だったのですか。

※直観…「直感」は、物事の真相を心でただちに感じ知ることに対し、「直観」は、精神が、対象を直接に知的に把握する作用、直知。医療では、「直観」を用いる。

村松　和道会では三段です。自分は子どものときからやっていて、全空連のほうで五段を取っています。26～27歳ぐらいで五段を取り…。

帯津　筋金入りだ。

村松　県の審判資格を持っていたのですが、その後、塾を始めてからは全く審判もやっていないですね。

帯津　でもプロですね。私は学生時代初段を取っただけですが、今は名誉八段。だんだん上がってくる（笑）。「あなたに六段を進呈するから至急6万円を送れ」なんて、そういう世界のようです。

村松　名簿を見ると年齢が高いほど段位が高いですよね。

帯津　そうなんです。八段のときは、「いや、八段はどこの流派でも名人級だから私がもらうわけにはいかないですよ」と言ったら「ああそうですか」と言って1回引き下がったのだけど、また何カ月かしたら電話がかかってきて「先生、やっぱりもらってくださいよ」。「八段だから、8万円ですか」と言ったら、「いや、もう少し高いですね」と言われ、それでいただいた（笑）。
　でも先生のは「名誉」の段位ではないので、すばらしいですよね。

村松　ありがとうございます。

直観のお話でいうと、面白い例えがあります。山口周さんの『NEW TYPE』という本にあったのですが、ドコモやau、ソフトバンクが携帯電話を開発するときに、市場調査をものすごく念入りにやって、「何歳の世代にはどういう機能が…」などしっかり調べてから販売したんですね。ですが、アップルの i-phone が日本に入ってきたときに、日本の携帯は携帯電話事業からの撤退を余儀なくされてしまったんですね。アップルはなんと！　市場調査をほとんどしない、っていうんです。何をやっているか？　スティーブジョブズが瞑想、禅、マインドフルネス脳状態にして、「直観」を通して「こういうデザインを作りたい！」というようにやってるんです。これ、もし市場調査をしたら、「今現在の人類に売れるもの」しかわかりませんが、直観でダウンロードしてあげれば、新時代の、次世代のものがダウンロードできるんですね。だからアップルが圧倒的に市場を占めてしまったんです。

量子力学的解説を図でやさしくひもとく

村松　**図1**は、私の娘の写真ですが、体があり、細胞があり、細胞は水素、酸素、炭素、窒素の原子でできていて、原子が電子雲と呼ばれている雲状で、電子がいろいろな場所に現れるものです。その中に原子核があって、陽子、中性子があって、陽子、中性子の中にアップクォーク、ダウンクォークという素粒子があって、この素粒子1個1個が全部ヒモでできています。このヒモそれぞれがアップクォークとかダウンクォークとか

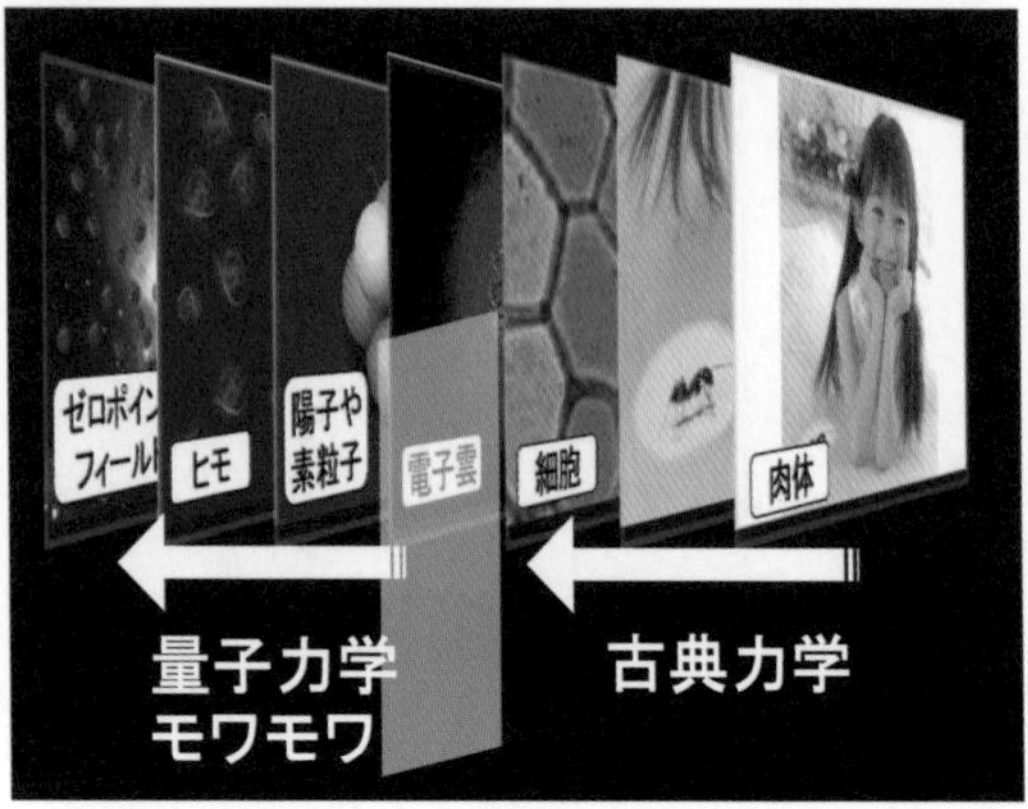

図1

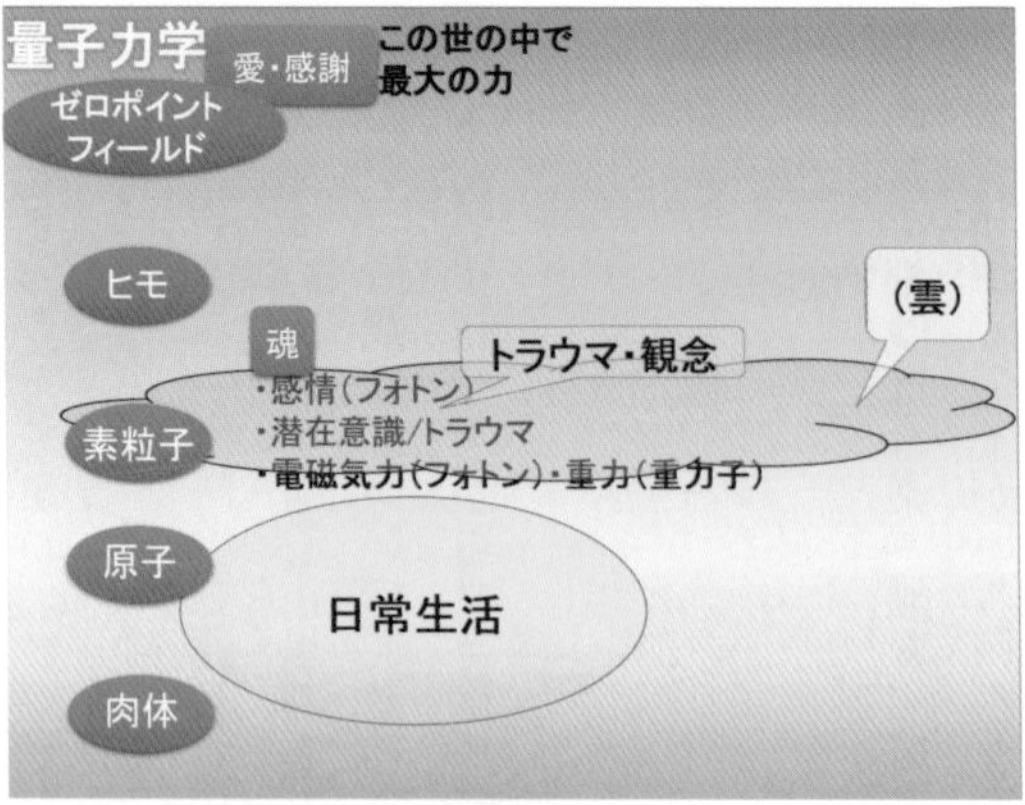

図2

フォトンとかになってます。その**素粒子のヒモがゼロポイントフィールド**（以下ＺＰＦと略す）、エネルギー場から全部生まれてきています。これが先生のおっしゃる「虚空」のところですね。この図1の白い矢印でとぎれている右側、原子より大きいサイズが**古典力学**で、左側のミクロの世界が**量子力学**という世界となっています。

図2に入りますね。今度は体から細胞・原子・そしてＺＰＦを縦に並べていきます。ここの素粒子層ですが、そこにバイオフォトンという「私たちの意識」、があります。このバイオフォトンは、私たちの電子雲のところで飛び交っています。例えば恐怖とか悲しみとかという感情も同じフォトンなので、恐怖とか悲しみもこの図のまん中の雲の部分、電子雲の素粒子層に入っているフォトンです。

この部分を『**開華**』では、トラウマとか観念が入っているところで、「雲」と呼ばせてもらっています。私たちの日常生活は目に見えている側しか分からなくて、ヒモとかＺＰＦは見えません。私たちの**魂**は、観念とかを外れた**本来の個人個人のデータ振動数です**と伝えさせてもらっています。ＺＰＦは、ラズロー博士は愛の世界と言っているし、**アインシュタイン**は、この世の中に存在する最大の力と伝えているＺＰＦから全部物質が生まれてきていると言ってます。先生のおっしゃる**虚空**の世界ですね。**阿頼耶識**の世界のところです。

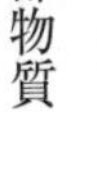
アインシュタイン：1921年ノーベル物理学賞受賞

アインシュタインも、「**物理的な自然界の全ての法則を一組の式にまとめることができれば、**（つまりZPF側のところをまとめることができれば：村松注）、**それは神の心を読むことと同じ、**（神様フィールドですよ。：村松注）」と言っているのです。これは本当に

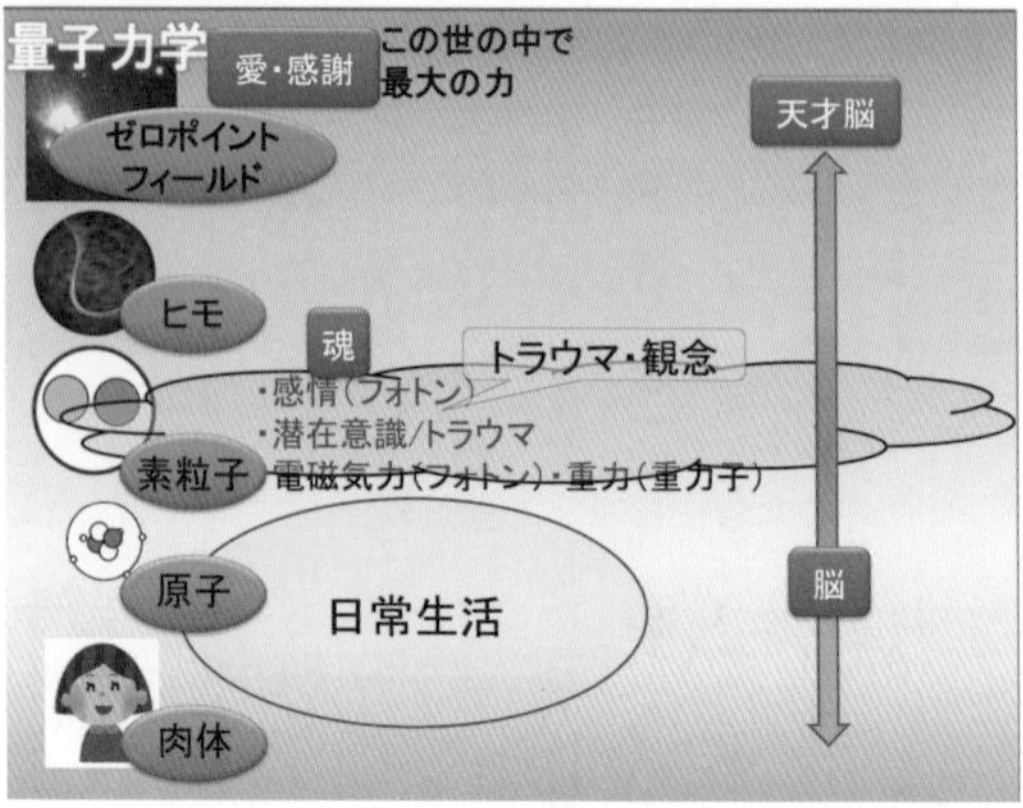

図3

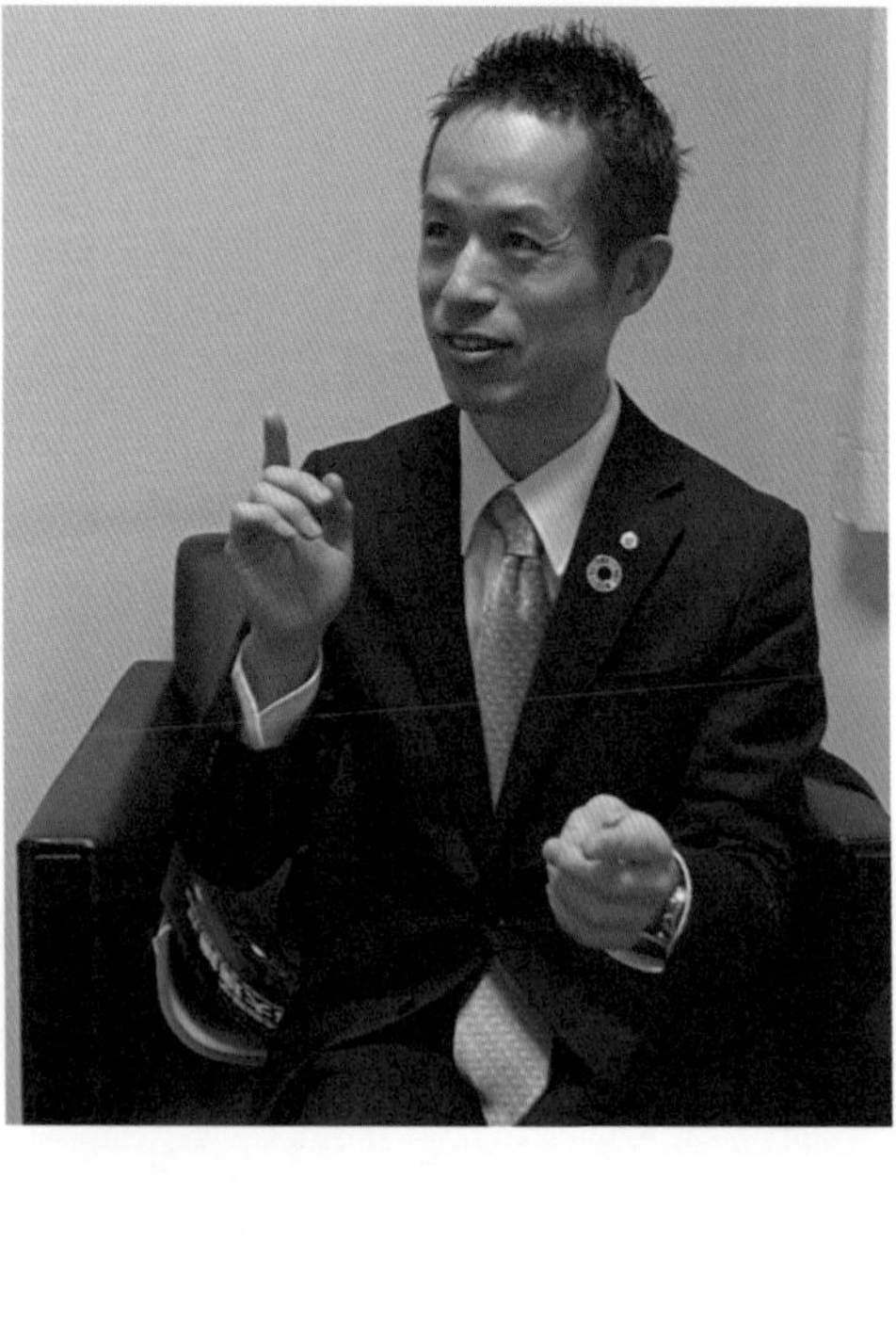

私の中で「ああ、アインシュタイン、神、言っているんだ」みたいな、すごく納得がいきました。

　同じように**ラズロー博士**は、ZPF側を「愛」と言っていて、「**愛の側から見れば私もあなたも別々の存在じゃないよ**」と伝えています。素粒子レベルで見れば、周りは全部素粒子です。そして素粒子は全部ZPFから派生してきて、ZPFが愛の振動数。私たちの意識がその愛の側に入ってしまえば差がないということをおっしゃっているのがラズロー博士で、ノーベル平和賞もノミネートされた方です。

　もう亡くなられたのですが、**エドガー・ミッチェル**さん。

帯津　宇宙飛行士ですね。

村松　はい。マサチューセッツ工科大学（MIT）の。地球人で6番目に月面歩行をされた方らしいですが、その方が宇宙空間に行ったら、「**宇宙には調和とか目的とか創造の力がある**」と科学を超えて感じてしまった。感じてしまい、「**逆に悲しかったのが、こういうフィールドがあるのに、人類がそれと反対行為、人をあやめたり、自分を殺してしまったりとかやってしまっている。それはすごく残念だ**」と伝えています。晩年は平和活動をされていた方です。というのが、ここのZPFにはありますよと。

　私たちは、脳の間脳のところにある松果体を通してゼロポイントとつながります。Z

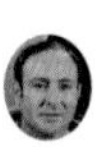

エドガー・ミッチェル：アポロ14号宇宙飛行士・月面歩行者。
MITの宇宙物理学Dr.

ＰＦ側が、モーツァルトが作曲するとか、エジソンが発明するとか、アインシュタインが天才脳的な直感とか（**図3**）、先生がレメディをつくるときのダウンロードされる天才脳側の感覚です。ラズロー博士は、「究極の保存場所であるＺＰＦの場があって、そこに対して私たちの脳は、ただ単にアクセスに行っているだけですよ。」ということをおっしゃっている。

　ゼロポイントに取りにいっているのが私たちで、ケータイと同じで、ケータイは電波が入っていないとあまり使えないけど、電波が入っていれば世界中の情報を取り込めるというように、私たちがゼロポイントといつもつながっている感覚を持っていれば、いろいろな情報、自分に得意な情報をどんどんダウンロードできてそれを発露できるけど、そうでなければケータイの電波が通じていない状況と同じような感じになってしまうので、子どもたちにも、「ここにあるんだよー。つながれるんだよ」みたいな話をさせてもらっています。

稲盛和夫氏が説く、魂の根底にある「知恵の蔵」

村松　稲盛和夫さんが『心。』（サンマーク出版）という本の中で、**「画期的な発見や発明に**

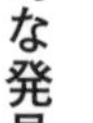

稲盛和夫（1932～）：京セラ創業者名誉会長、KDDI最高顧問、JAL名誉顧問

おいて人知れず努力を重ねている最中、あるいは休憩を取っているときや寝ている夢の中で、まるで神様の啓示のごとく創造的なひらめきを与えられた瞬間がある」と伝えています。ノーベル賞を取られるような人たちはみんなこういう感覚で、先生も休息を取っているとき、お酒を飲んでいるときにスッと何かひらめくのがあるのですよね。

同じように、宇宙には、知恵の蔵、真理の蔵がゼロポイントがあるんですね。私たちが、「**純粋な情熱を傾けて一心不乱に取り組む、その真摯、真面目な努力に対して、神様が知恵の蔵の扉**（であるゼロポイント：村松注）**を開いてくれて一筋の光明が差すように、困難や障害を克服するヒントを授けてくれる**」、というようにおっしゃっています。

また、私が習っていたときは東大の物理の教科書は『ファインマン物理学』でした。そのファインマンさんが「**数学や物理というのは、神様のやっているチェスを横から眺めて、そこにどんなルールがあるのか、どんな美しい法則があるのかを探していくこと**」。つまり宇宙は神様がチェスをしている、太陽の周りを地球が回るのも神様がチェスで遊んでいるみたいな仕組みがあり、それを数学や物理が方程式、ルールを探しているにすぎないと言っています。

帯津　稲盛さん、大したものですね。私は「週刊朝日」で養生対談というのをやっていました。そのときに「先生、誰か経済界の人でお相手したい人はいませんか」と言うから

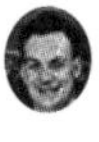
リチャード ファインマン：USAの量子電磁物理学の物理学者。1965年ノーベル物理学賞受賞。

「やっぱり稲盛さんかな」と言った。そうしたら稲盛さんに週刊朝日が電話したらしいですが、断られてしまった。

村松　そうなんですね。

帯津　それは無理もない。ちょうどJALの再建をお願いされていた時期であり、稲盛さんは東京に年中来ているときだった。いろいろな話を聞くと相当な人ですよね。

村松　そうですよね。本当にすごく一心不乱な方ですよね。稲盛さんが「**最も深い心は宇宙へと通じる**」と伝えています。稲盛さんが言わないとちょっと怪しい感じですが、すごく意味があり、「**人間の心の奥には魂と言われているものがあり、そのさらに奥深く核心ともいうべき部分には真我**（虚空のところ、ZPFのところですが：村松注）、**それは最も純粋で、最も美しい心の領域です。誰もがその奥底に、この上なく純粋で美しい真我**（ZPF：村松注）**があります。利他の心、人に分け与える心、優しく美しい思いは美しい真我の働きによるものですよ**」というようにおっしゃっています。

魂の奥底に真我がある、こちらの魂の奥底にゼロポイントフィールド側がありますよというのが、稲盛さんのおっしゃっている世界です。

アインシュタインの言う「神」は、「宇宙をつかさどる大いなる仕組み」

村松　図4に入りますね。「自尊」、自分を尊ぶエネルギーによって、ここの雲がどんどんほぐれていくと、図の一番上側が心臓を動かしてくれとか、先生がおっしゃる生命エネルギーの躍動感があふれるエネルギーが図の上から下へ来ているけれど、この雲の層の中のフォトンの振動数が低すぎると、肉体から出てくる周波数が低くなってしまうので、つくられる細胞もそもそも低い細胞になってしまうし、元気がなくなってしまう。先生の気功などで、ここをどんどん高めてあげて、ゼロポイントフィールド（ZPF）を出やすくさせてあげる形です。

祈りの振動数によってZPF側とつながる。このZPF側が悟りの領域の形です。日常生活側とZPF側とを自由自在に意識を動かせることを「観自在」（図4）と仏教では言っています。自由自在に意識を俯瞰できたり、愛の側、ZPF、意識を全体とのつながり側で見たり、日常生活側で見たりするというのが「観自在」です。

「魂を成長させていく」というのは、私たち個人個人のデータをどんどん「愛」・「感謝」の側に上げていくということです。この雲の中に「どうせ私なんて」「私、無理、

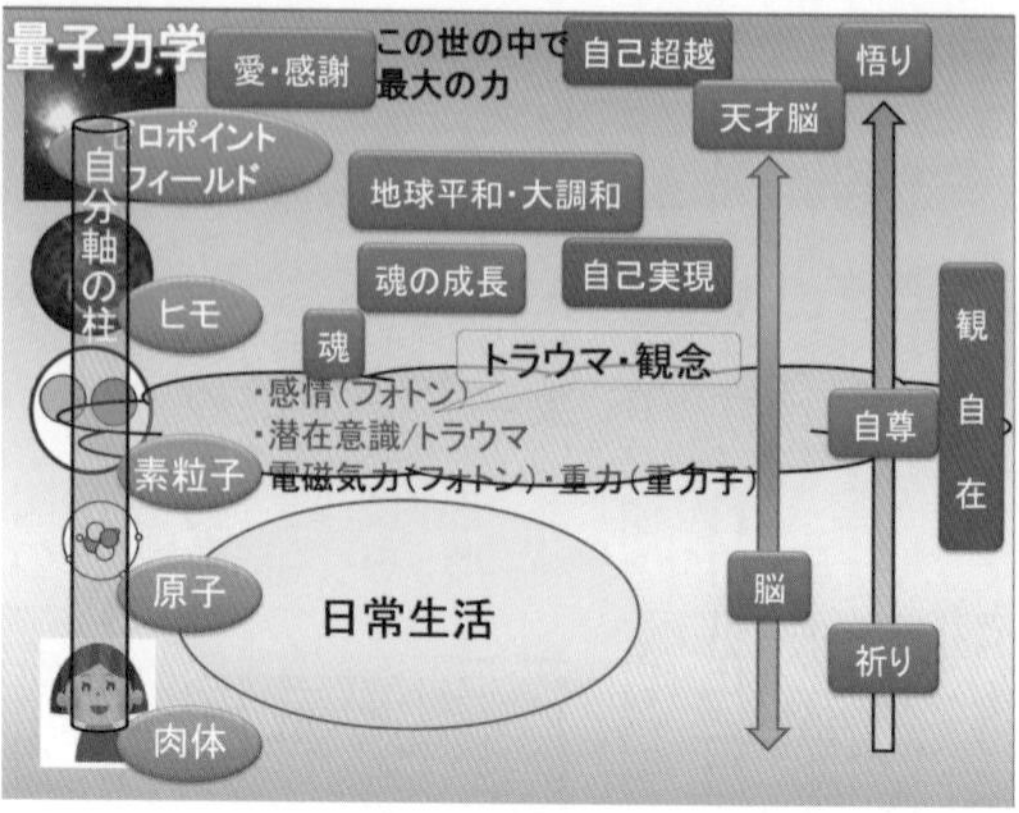

図4

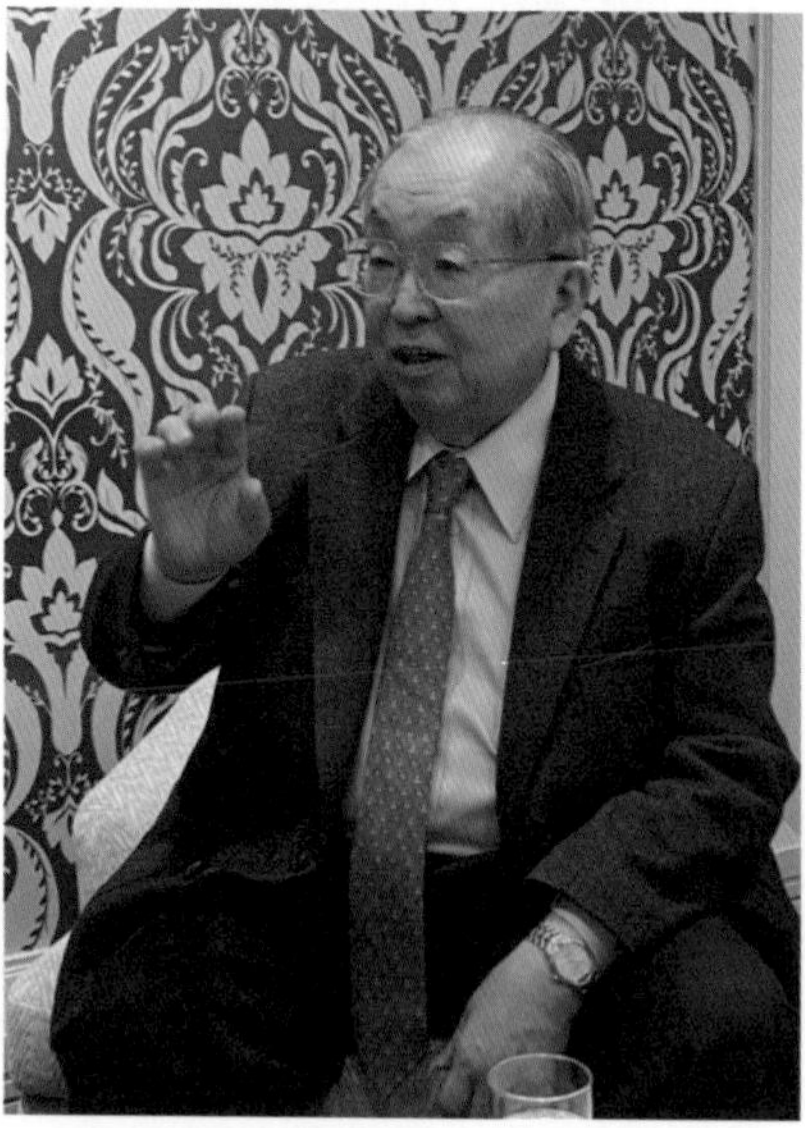

無理」「お金がないからできない」みたいな振動数の影響を受けている、雲の下側に日常生活の意識があるのではなく、ＺＰＦ側に自分の意識を上げてあげると、「どうせ私なんて」とか「お金がない」とかあるけど、「何のために生まれてきたのか」「地球に何

をしに来たのか」という側から日常を見てあげる。この雲を超えていくというか、「雲の中の感情」を俯瞰して「自分を生かしていく側」に入っていく。そうすると…。

帯津　自己実現。

村松　自己実現ですね。本来の魂のままに生きていくとか、自己超越側、トランスパーソナル心理学では、「全存在とつながった全体が私ですよ」という意識レベルです。心理学者のマズロー博士も晩年伝えています。帯津先生にとってみれば看護師さんも奥さまも病院の建物自体も全部帯津先生ですよ。その全体を通して先生がこの世の中で本当の医療を広げていく、霊性の医療を広げていくものが先生の自己超越側。個人がやるのではなく、「全存在を通して先生を発顕、顕現させていく」のが自己超越側の概念です。「自己実現」とは、「個人が最高の自己の生き方をしていくこと」。「自己超越」は、「全存在とつながっている側」。そうするとZPF直結になり、自分軸のままでブレなくなる。

この状態が、本来の地球平和の状態なので、この考えを通して科学的に地球平和を本当に引き起こしていく。私たちの家庭環境だったり職場の環境の雲をどんどん取り払って本来の生き方をしていくということを今、伝えさせてもらっています。あと心をほぐしていくというのは、父がずっとカウンセリングをやってきた過程を見て、私がさせてもらったり、うちの妻もいまクリスタルボウルを通してさせてもらっています。
この世は全部エネルギーで、振動数が高い側のエネルギーとか気功的なエネルギーが通れば、お相手がどんどん軽やかになるのもすごく分かります。なので、私のセミナー中にもエネルギーを軽やかにする、というのをどんどん引き起こさせていただいています。おかげでいろいろな方が、例えば小学校時代に性的虐待を受けた方が今すごく活躍されていたり、小学校のときに親がネグレクトで育児放棄されていた子は、最後発見されたときに栄養失調状態だったらしいですが、私のセミナーを1年ぐらい学んでくださって、今は映画監督になって自分の体験を映画にしたいというので動かれていたり、本当に「何のために生まれてきたのか」というところを広げる活動を、みんなでさせてもらっている形です。
ここのZPF側をつかさどる方程式が、ちょっと訳が分からないですが、その部分がアインシュタイン、南部陽一郎さん、ディラックさん、ハイゼンベルグさんとか。

帯津　湯川秀樹さん。

村松　そうですね。その方たちの重力とか、全部素粒子ですが、17の素粒子の波動関数を足し算するのがこの方程式（**図5**）。フォトンと強い力、弱い力の素粒子の波動関数や、アップクォークやダウンクォークの物質側が出てくる、消えるという対生成、対消滅の波動関数の足し算です。私も分からないですが、素粒子が消えたり、ついたり、消えたり、ついたりとやっている。あとはヒッグスさんの質量の波動関数を合わせた。これが宇宙全部ですよというんですね。

大阪大学の橋本幸士先生がこの方程式に詳しくて、「宇宙のすべてを支配する数式をパパに習ってみた。天才物理学者・浪速阪教授の70分講義」（講談社）という本の中に「一目ぼれも同じや」という表現が。「一目ぼれもこれや。月とか地球もこれだし、一目ぼれも同じや」。例えば、ここに素敵な異性がいて、その振動数が出ていて、「すてきな人だな」みたいな周波数と周波数のやりとりが「一目ぼれや」みたいな、全部これで成り立つみたいな表現をされているのがあります。

アインシュタインが「**物理的な自然界の法則を読むことは、神様の心と読むことと同じですよ**」ということをおっしゃっている。この法則がこの方程式です。

同じようにアインシュタインが神を何と言っているか。この本はすごく好きで。『アインシュタイン、神を語る』（工作舎）という本です。ここに書いてあったのですが「**宇宙を支配する調和した法則の中で、私は毎日彼と対話する。私は畏怖、恐怖に基づく宗教を認めない。わが神は、その法則を通して語りかける**」。「こんなことをしたら地獄へ行くよ」とか「お金入れれば天国へ行けるよ」みたいな、そのような神は否定して

宇宙の全てを支配する究極の方程式

$S=\int d^4x\sqrt{-detG_{\mu\nu}(x)}$	x,y,z,tの4つ積分
$[\frac{1}{16\pi G_N}\left(R\left[G_{\mu\nu}(x)\right]-\Lambda\right)$	（重力のx,y,z,t）
$-\frac{1}{4}\sum_{j=1}^{3} tr(F_{\mu\nu}^{(j)}(x))^2$	（フォトン、強い力、弱い力のx,y,z,t）
$+\sum_{f}\bar{\psi}^f(x)iD\,\psi^f(x)$	対生成・対消滅
$+\left\|D_\mu\Phi(x)\right\|^2-V[\Phi(x)]$	ヒッグス粒子
$+\sum_{g,h}y_{gh}\,\Phi(x)\bar{\psi}^g(x)\psi^h(x)+h.c.]$	ヒッグスと素粒子

図5

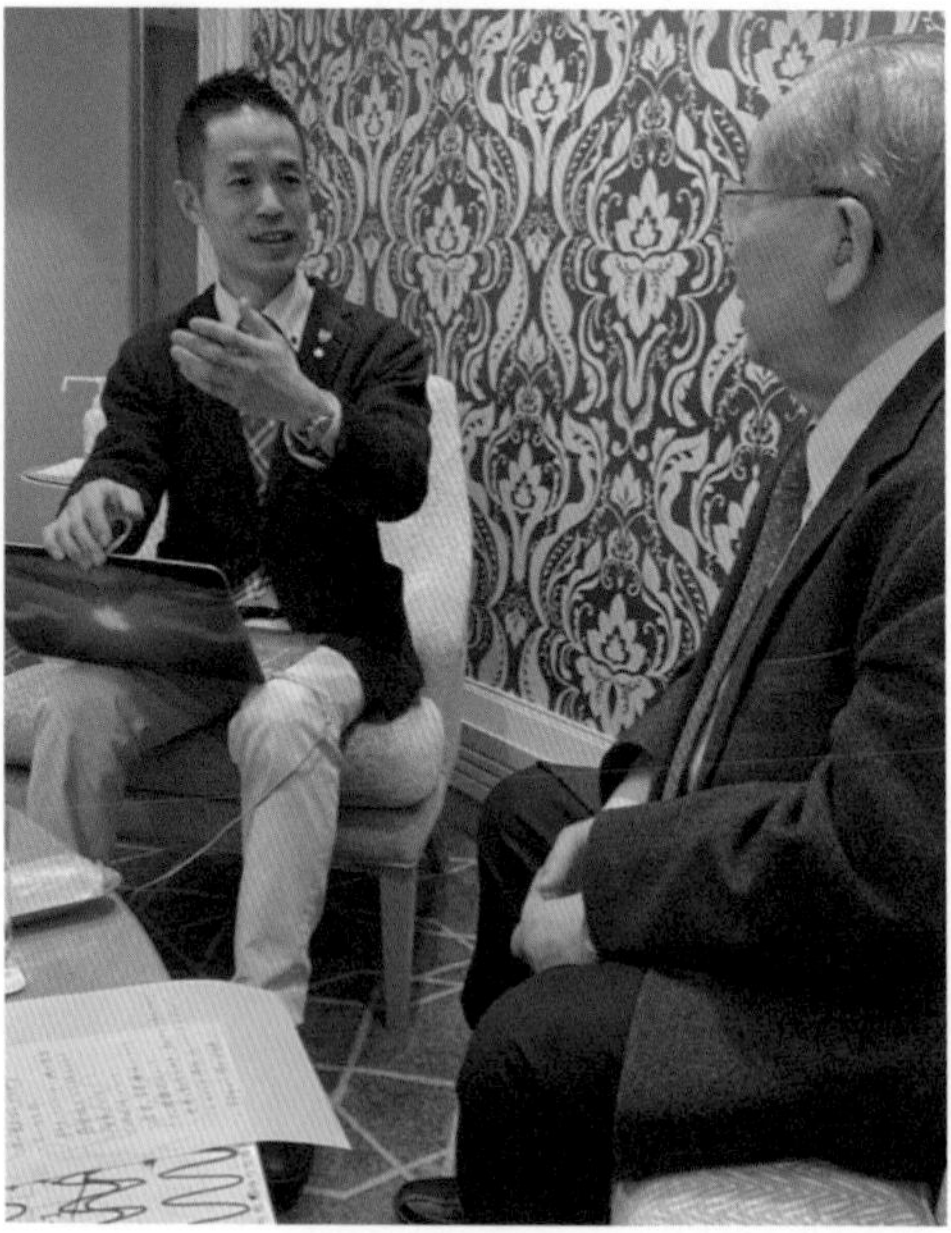

いる。「僕にとっての神は、宇宙をつかさどっている法則、仕組みが神様です。そこを通して僕は毎日ゼロポイントとやりとりをしている」ということをおっしゃっているんですね。アインシュタインは、ゼロポイントという言葉を使ってないですが。

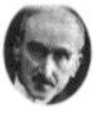

アンリ＝ルイ・ベルクソン：(1859 ～ 1941)：フランスの哲学者。1928 年ノーベル文学賞受賞。

だから、アインシュタインやファイマンも「神」と言っている領域が「宇宙をつかさどっている仕組み」で、そこが日本神道の言っている世界と同じ、八百万の神の世界ですね。

先生の本を読んでこのスライドを入れさせてもらったんです。同じことを言っているなと思って。ノーベル文学賞受賞の**アンリ・ルイ・ベルクソン**さんの言葉。「**生命の躍動によって内なる生命エネルギーが外にあふれ出すと、私たちは歓喜に包まれる**」。まさにそこだなと思い、先生の本の中からも衝撃を受けました。本当にそうですよね。文学賞というのがまたおもしろいですよね。

これは先ほどと同じですね。ラズロー博士が、「**愛の側から見れば、私とあなたとは別々の存在ではない**」ということを言っている。ラズロー博士の英語がきれいすぎて感動してます。Love is knowing。Know は、Love knows で、ing を付けてはいけないのですが、Love is knowing と、わざわざ ing を付けて進行させているのです。進めさせているというか。「愛って知っているのだよ」みたいな、ただ「知る」ではなくて「本当に知っているのだよ」みたいな表現をされています。

あと、ここも私のセミナー中に皆さんにディスカッションしてもらうのですが、「**私の家族やコミュニティは、私の心臓、内臓とか体と同じくらい私だ**」。英文だと、My

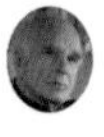

アーヴィン・ラズロー：世界賢人会議「ブダペストクラブ」主宰。哲学者・物理学者・システム理論学者。ノーベル平和賞 2004，2005 ノミネート

family and my community are just as much "me" as the organs of my body. 一見意味が分からないですが、「私の心臓は私の心臓で、その心臓と同じぐらい私の奥さんは私だ」という。as much me as という英語は、同じぐらいたくさん私が入っている、という文ですが、この me が「個体の私」ではなく、「虚空」ということです。ゼロポイント側を me と言っているんですね。

ゼロポイントから細胞ができて心臓がつくられます。ゼロポイントから、うちの妻がつくられます。というと、**ゼロポイント側から見れば、私の心臓も奥さんも同じ存在だ**というのが伝えたいところで、だから私たちの意識を肉体側ではなくて虚空側、ZPF側の意識に入るために、この文章の説明してから「では4人で話し合ってみてくださ い」と、セミナーではディスカッションしてもらっています。

旦那さんのことでも「パパはどうしようもない」と思っているのは肉体側で、パパと私の心臓は同じぐらい私だ、ゼロポイントから見れば同じフィールドだというところをラズロー博士がおっしゃっているのです。このように見てあげると皆さんの意識がZPF側に入りやすいかなというように感じてます。この**図1**でいうと、左側（ZPF側）から見るところです。右側の肉体側ではなくて左側から見るという形ですね。これがZPF側の感覚。

帯津　いま私は**養生塾**というのをつくっているのですが、20年経ちました。それは地球の自然治癒力の凋落がひどいから、これを上げないと地球が滅びるのではないかというのでつくったのです。全国で10カ所ぐらいあるのですが、その養生塾の目的というか、それはまさに日常生活の中で、一人一人が養生を果たしていくことで、地球の自然治癒力が回復するのではないかと。

アインシュタインがこういうことを言っています。「**人は自分以外のもののために生きられるようになって初めて、生のスタートに立つ。自分に向けたのと同じだけの関心を仲間にも向けられるようになったときに**」と。あのすごい知性がどうしてこういう日常的なことを言うのだろうと思ったら、ナチスに迫害されてあの民族がいろいろ苦労したことがもとになっているようですが、養生塾で、自分のことばかり考えないでアインシュタインのように人のことも考えて、ということは時々言います。

とにかくこの図はいいですね。日常生活に採り入れやすい。

村松　ありがとうございます。こういうのは、お風呂に入っていると、ああやりたいなとイメージがどんどん出てくるのです。またお風呂から上がった後にパソコンを開いてバーッとやります。こうやってパワーポイントの絵がアニメーションで動くのがすごく好きで、昔からプラモデルで動くプラモデルが大好きで、それと同じ感覚で遊んでいる

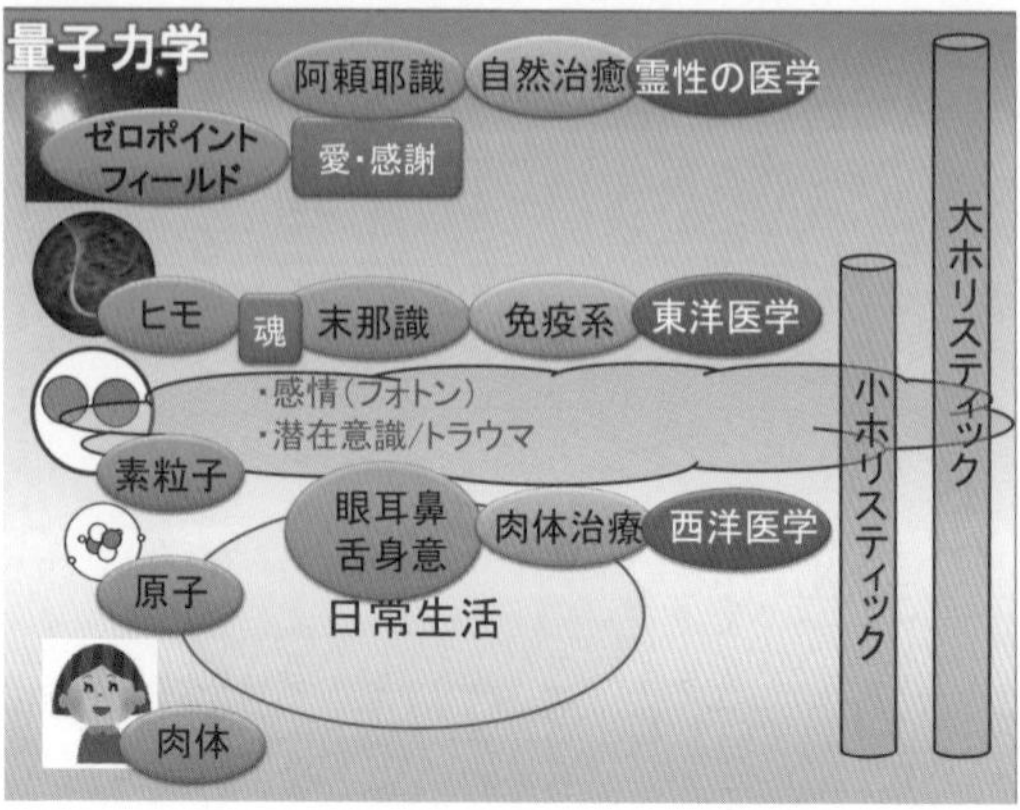

図6

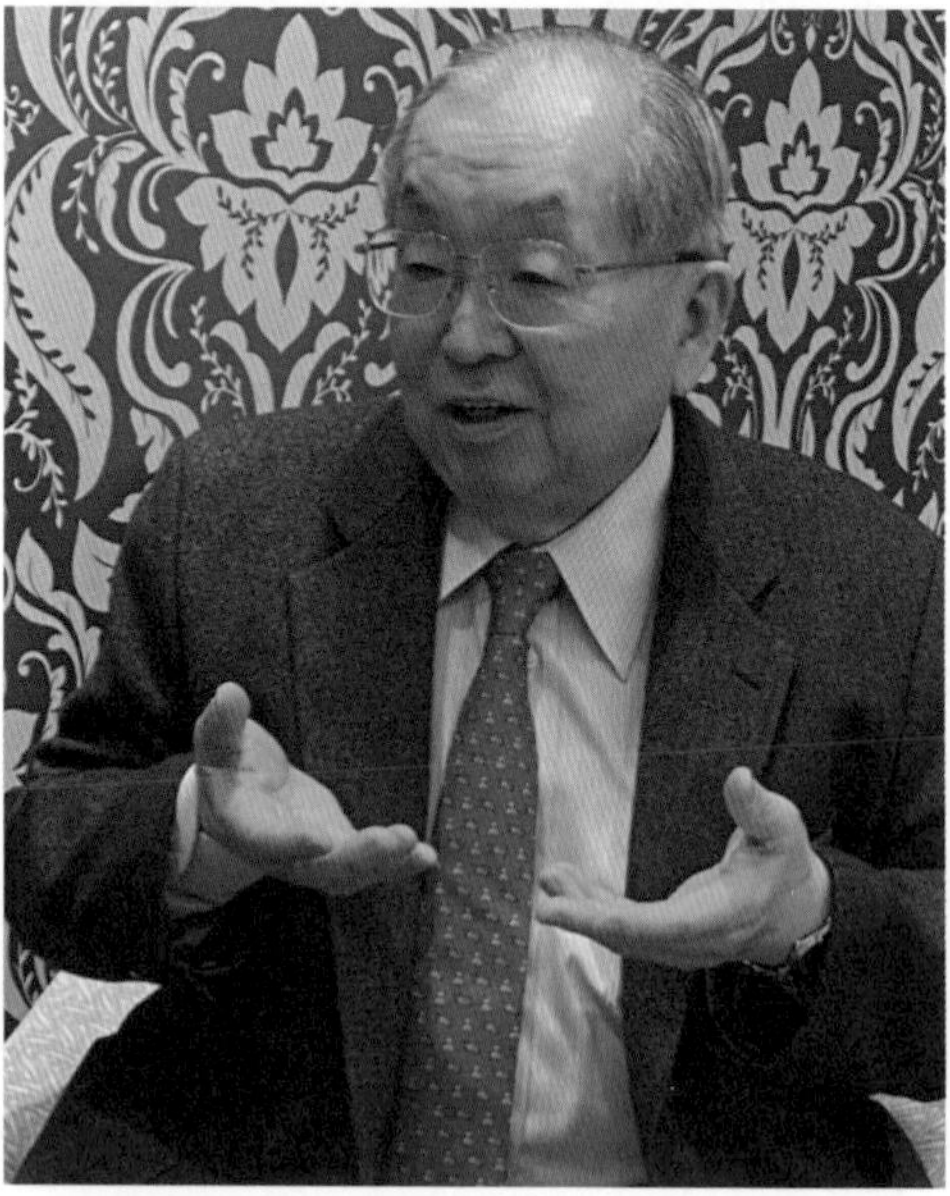

感じですね。

帯津　よくこういうのが描けますね。

村松　好きなんです。ありがとうございます。「愛・感謝」が図6の一番上にあり、魂の振動数を上げていく、ZPF側へ上がっていくと。そうすると、今おっしゃったように日常生活がZPF側に上がりますという形ですね。

東洋医学と日本神話におけるゼロポイントフィールド（ZPF）

村松　ここから先生の本の説明に入るのですが（図6）、眼耳鼻舌身意は、図の「雲の下側」です。図の中ほどの「雲の上」、魂レベルのところに末那識《まなしき》があって、阿頼耶識《あらやしき》がZPF側ですね。「肉体治療」のレベルから「免疫系」のレベルへ、そして「自然治癒」というところに入る。順に、図のとおり「西洋医学」、「東洋医学」、「霊性の医学」になってゆきますね。

帯津　ちゃんと私の本を読んでいただいて嬉しいです。

村松　図でここまでが「小ホリスティック」で、この全体が「大ホリスティック」というようになるのですね。

帯津　やっぱりこの図はいいな。

村松　ありがとうございます。ZPF側が本当に広がっていくことが「本当の医療」であって、「病を治す側」ではなくて、「ZPF側」を発露させる医療になってきますね。

帯津　ああ本当だ。これはどこかで使わせていただきます。ちゃんと出どころは言います。

村松　ありがとうございます。うれしいです。本当に肉体や全存在から、ゼロポイントを広げていくということが気功としてだったり、漢方薬を通しても本当にそうしてくれていますよね。雲の層、いろいろな感情がほぐれていって本来のものを出していく、エネルギーを出していくということですよね。

帯津　ホメオパシーもそこに入ってきますね。

村松　そうですよね。

帯津　鍼、灸、いいですよね。

村松　ここは本当にそうですね。生命の躍動により、内なる生命エネルギー、ゼロポイントが出てくるところですものね。私たちは歓喜に包まれる。

今日は持ってきてないのですが、天照様と須佐之男命が、『古事記』の中の「勝ちさび」で、須佐之男命が地上を治めていてお姉さんの天照様が天上界を治めていて、須佐之男命が地上界の治め方が分からないと姉ちゃんのところに泣きつきに行って「どうやったらいいのだ。分かんない」と言ったら、天照様が、「あめのやすのかは」というZPFの光の海らしいですが「天の安の河に一緒に入りましょう」と一緒にドプンと入った。そうしたら、お互いに体が消えてしまい、「もう出てきていいですよ」と須佐之男命に言ったら出てきて、「何を感じましたか」と聞いたら「光に包まれて本当に絶対安心で本当に心地いい状態でした」。「それだけでしたか」と聞いたら、「いや、それだけではありません。絶対安心で何もしなくていいかというと、ひたすら自分を生かしたい、自分をもっと働かせたい、もっと役立たせたいというエネルギーに満ちあふれていました」。

さらには、エネルギーがもっとやりたいのが欠乏感ではなく、まだまだ頑張るではなく、もうこれでOKだけど、とにかくこの躍動感で自分を生かしたい。動きたい、働きたいということを須佐之男命が天照様に言って「ようやくそれに気づきましたね。それが村人の中にも、村の中にも、あなた自身の中にも天の安の河はありますよ（ゼロポイントがちゃんとありますよ）。そこを生かしていくことが、あなたが国を治めるということですよ」という内容らしいです。

まさに先生は、患者さんを通してもそれぞれの人たちの中に入っている本来のエネルギーを広げさせていくという天照様の教えのとおり、『古事記』のとおりにお仕事をされている感じでしょうね。

歓喜に包まれる、躍動感と歓喜という、安心、泰然自若。だから何もしなくていいかというと、先生はすごく動かれているじゃないですか。年齢関係なくものすごく活動されていて、本当に躍動感あふれている。

帯津　**ベルクソンはいいですよね。『この歓喜はただの喜びではない。創造を伴う。自己の力をもって自己を創造するのである。この一連のダイナミズムは将来に対する何かの備えに違いない。将来の何に備えていたか。来世である』。**そこまでベルクソンは言っている。この文章は好きですね。

村松　よく覚えられていますね。以上が私がまとめたところです。いかに雲を取り払うかというのは、自分のかつての観念などに対して、自分の内側から必ずゼロポイントがあるから、その観念に自分が寄り添ってあげる。「これだけ私は悲しかったのだね」「これだけ怒りを持っていたのだね」と言ってあげるだけでほぐれるよという話も、後でお話しする波の仕組みから説明させてもらっています。

本当に私自身が低迷して、雲の下でＺＰＦ側が全然分からない状況で、自分発振で人間関係を壊して会社の何人かから無視されたこともあり、手もケガだらけの状況から、自分を大切にしたら、ＺＰＦ側がちょっと分かって、自分を大切にするエネルギーを周りに広げていくという感覚をようやくつかめた。そうすると、雲の下に落ちる感覚も分かるので、ひたすらＺＰＦ側をキープするということが、できるようになったのです。本当におかげさまです。

「大ホリスティック医学」に至るまでの道のり

帯津　そうしたら次は、私が、ここに至るまでの私の経過をお話しさせてもらいます。

私はもともと食道がんの手術が自分の仕事だったのです。食道がんの手術は、昔は大変な手術で時間が7～8時間。輸血をどんどんやる。術後の合併症が必発というぐらい。大学病院でも教授が執刀して、われわれは下働きで、教授しか執刀しなかった。それがだんだん進歩して、もう少しスマートな手術になってきた。

私は東大の第三外科というところにいたのですが、都立駒込病院がそれまでは伝染病の病院だったのですけれど、東京都のがんセンターとして衣替えしたのです。全国から医者を集める。うちの医局、第三外科のほうに、胃がんの外科医を一人と食道がんの外科医一人欲しいと言ってきた。それで食道がんを専門にしていた私に、白羽の矢が立って行ったのです。

そのときは、やはりがんセンターとしての意気込みがありました。医者が全国から集まってきた。がんが専門の人たちばかりです。あまりにもいい集中治療室があるものですから、ここで何とかがんを克服しようと、みんな意気込んでいたのです。ものすごくエネルギーの高い場だったのです。私も毎日うれしくて朝早く行った。東上線で川越から来るのですが、早く入っていろいろなことをしていました。

それが、影が差してきた。手術なんか手際よくなり、集中治療室がよくて術後の合併症はほとんど起こらない。実にスマートな手術になるのですが、そのわりに再発して帰ってくる人の率は、昔、苦労していた頃とあまり違わない。だから、これは西洋医学に何か限界がある。研究成果が治療成績に反映されないのは、何か限界を持っているのではないか。

それでいろいろ考えたら、西洋医学は局所を見ることにおいては非常にたけた医学だけれど、局所と隣の部分との間にある見えないつながり、あるいは人間丸ごとのつながりとか、そういうのを見落としているのではないか。それではつながりを見る医学を西洋医学に合わせれば、きっとものすごく成績がよくなる。つながりを見る医学というのは中国医学とすぐ分かるわけですよね。陰陽学説、五行学説ですから。

それで私はすぐに東京都の衛生局にお願いして、まだ中国には日本の人はあまり行っていなかったですから、「私を中国に行かせてくれないか。中国医学はどのようにしてがん治療に貢献しているかこの目で見たい」と。断られるかと思ったら、二つ返事で行ってこいと言うのです。どういう経緯だったのか後で聞いてみると、北京と東京都が姉妹都市で、北京の先生が東京都のいろいろな施設に来ていたのです。それでこっちから行く人がいないものだから誰か行ってくれないかと探していたらしい。それで私が行くことになった。それで北京のがんセンターでいろいろ見て、そして帰ってきたのです。

北京で一番感じたのは、気功はやはりすばらしいと思いました。がんの治療や栄養法、漢方薬も鍼、灸もいいけど、気功もばかにならないと思った。それで駒込病院に帰ってきて気功をいろいろな患者さんに教えようとしたのですが、患者さんは高度先進医療に酔いしれている人たちですから、急に気功なんてやっても誰も来ないです。これは駄目だな、自分でやらなければと。それで1980年に中国へ行って、1982年に病院をつくって開業したわけです。そのときに中西医結合のがん治療ということで、そのころはまだホリスティックという言葉は日本では知られてなかったです。アメリカから入ってきていなかったです。

そこで私が気功を一生懸命やるようになり、気功の研究会をつくってやっていまして、あるときに、場の専門家である清水博先生（東大名誉教授、NPO法人「場の研究所」所長、薬学博士）に、気功の会のあるシンポジウムで講演をしてくれないかと頼みに行った。まだ東大の薬学部教授をやられていたので東大に行きました。そのときに清水さんが私に「あなたは、東洋医学とは何の医学だと思いますか」と言うから、清水さんの本も読んでいたし「東洋医学はエントロピーの医学です」と言ったら「それも間違いではない。だけど、おれは場の医学だと思っているのだ」。

それで私は「場」というものをそこで初めてぶつけられ、はじめはよく分からなかった。ところが私がそこでおいとまをして、赤門を通って本郷3丁目のほうに歩いていくときに、パッとひらめいたのです。私は、外科医ですから体の中は年中見ているでしょう。体の中は隙間だらけです。臓器と臓器の間はみんな隙間です。手術のときに開けるとパッと空気が入るから隙間が目立つのですよね。その隙間はどうなっているのか。これは目に見えないつながりがネットワークをつくっているのではないか。そのネットワークに生命の鍵が潜んでいると思ったのです。

「そうか、私が言っているつながりのネットワークの網の目を徹底的に小さくしたら場になるな」と思った。それから、私は、**東洋医学は、場の医学**だと思うようになった。

そこへ今度は東京医大の若い内科の先生たちが、日本の医療に危機感を持って、アメリカで起こってきたホリスティック医学を取り入れて**ホリスティック医学研究会**をつくった。ホリスティック医学は人間丸ごと診るというので、体、心、命全体を。西洋医学はどちらかというと体が主です。

そういうホリスティック医学研究会をつくり、私にも何かしゃべってくれというので行ってしゃべったりしていて、彼らとの付き合いができ、それでホリスティック医学研究会を協会に格上げしようと、私が病院をつくって5年目でしたが、1987年に**ホリスティック医学協会**をつくった。ホリスティック医学を追い求めながら、ですから私のほうはだんだんと**中西医結合**ではなくて、やはり**ホリスティック**だと思うようになり、体、心、命をちゃんと診る医学をつくっていこうと、それでやってきたわけです。

それで結局、今おっしゃっていたように、宇宙まで、虚空まで考えないといけないということは、例えば天台小止観とか呼吸法の極意として、体を虚空に向かって**寛放**《かんぽう》**する**。**寛ぐ**という字に**放つ**と書くので仏教語だというのですが、普通の辞書には出てないですね。それで虚空を意識するようになったのですけどね。ですから、雲を突き抜けて上へ行くと虚空にぶつかるわけですよね。

寛放する。虚空に向かって寛放するわけですよね。だから、そこのところのつながりの部分、場の部分、そして**場のエネルギー**が**命**。体の中の。それから場の刻々と変化する動きが脳細胞として表に出てきたのが**心**である。**体**は**命**の**エネルギー**のよどみのようなもの。そういうことで「**ホリスティックが場の医学だ**」ということを徹底して考えるようになったのです。

そうすると、先ほど引用していただいた阿頼耶識。だんだんと阿頼耶識に行くという気持ちになってきた。それで先生が言われていることもよく分かります。どこかつながりますね。

大ホリスティック医学は、「霊性の医学」

村松　仏教でも、医療の先生のおっしゃる大ホリスティックでも、おっしゃる領域は一緒ですよね。

帯津　哲学では、場でなくて形のあるものを**個物**と言うのです。**個物**から医学の対象がだんだん**場**になっていく。最後は**命の場**が対象になっていく。その方法論として、まだまだこれから方法論が出てこないといけないし、またエビデンスが伴っていかないといけないし、これから大変やることはあると思います。そういうことで先生のいうゼロポイントフィールド（ＺＰＦ）とどこかでつながっていると思うので。

村松　恐れ入ります。先生の本の中に「霊性の医学」という言葉を見て、すごい表現だと思いました。

帯津　最後は「霊性」だと思います。命というものがまだ西洋医学の世界では分かっていないし、漢方とか鍼、灸は、場の医学としては非常に優れた医学ですが、これもまだエビデンスを伴わないから、ちょっと説得力が弱いですけど、鍼、灸はいい仕事になると思います。本当に命のエネルギーを高める。生命のエネルギーをね。

村松　漢方もエビデンスが取れそうですけどね。いろいろ症例がいっぱい出てきていますもんね。霊性の霊の旧字体「靈」、こちらの字で「ヒ」と読むらしいです。天照様はこのヒを持っていて須佐之男命はイを持っている。イが「命」とか「祈る」とか「齋《いっ》く」、いつくとは、身をきれいにして神様のお仕事をすることらしいのですが、「イ」にはそのような意味があります。イもヒも同じゼロポイントだよ、天の安の河だよという表現を『古事記』の中で天照様がおっしゃっている。

つまり、「雲の上のZPF側、虚空側の世界がイコール、ヒであり、ヒは霊性であり、イは命のイだよ。だから現実界の日常生活の中の私たちに入っている命のイはZPFと同じですよ」ということを『古事記』で言っているのです。明治以降、戦前までは、国史の教科書、今でいう日本史の一番最初は天照様の記載から始まり、その頃の子供達は古事記を暗唱していたというのです。月刊『致知』に連載されている今野華都子先生から教えていただきました。だから昔の日本人はそういうあり方とか、本来全員がZPF側、霊性側につながっているよ、そこをもらい受けているよというのを知っていたのです。

今はその部分をまた想い起こさせてあげる。私たちは切り離れた別々の存在ではないよと。目で見たら別々に見えてしまうけれど、目で見えている世界は本当に領域が狭くて、振動数はいっぱい幅があるので、ZPF側から見てあげれば、量子レベルで見れば全部素粒子でしかないので違いがなくなってくるから、そこがある意味、「観自在」であり、意識をZPF側に広げるというところですね。

帯津　私の最初のホリスティック医学は、この意（第六識の）だったのです。心のところ。そこにおいて、つまり、心のレベルになって、初めて、個物の要素に、場の要素が入ってきます。今まで西洋医学がつくった個物の医学から、場のほうに入りかけたわけです。私はそこにいたのですけれど、それがあるとき、私がホリスティック医学協会の会長を18年間務めていたのですが、辞めてちょっと自由になったときに、今までの自分がしてきたことを考えてみたら、やはり何か物足りない。やはりここでとどまっているなと思ったのです。

そうしたら、ホメオパシーを私がやりだしたころ、ホメオパシーのいい本を書いている松本丈二さんという人がいました。筑波大の分子生物学者です。そのころはニューヨークのコロンビア大学に籍があって、いろいろな本を翻訳したりしていたのです。その人が「場の階層」ということを私に教えてくれた。

この人がコロンビア大学からケンブリッジ大学に移った。ケンブリッジ大学で代替療法のワークショップを企画して、日本からも30人ぐらい行ったのです。私も英語は苦手だけど、とにかく行って、そこで松本さんと会っていろいろ話を聴いたのですが、要するに「場は階層から」。先ほどおっしゃったような、素粒子から原子、分子、そして遺伝子、細胞と、そこが階層です。人間という階層があり、それから地域社会というものがあり、自然界があり、地球があり、宇宙があり、虚空があり、ずっと階層を成している。

この階層には一つの原理が働いている。それは「上の階層は、下の階層を超えて含む」という原理。上の階層は下の階層を持っている性質を全部持っているけれど、それプラスアルファを持っている。だから松本さんがここを強調するのだけれど、下の階層での研究成果を上の階層にあてはめようとすると無理が生ずることが多い。手を焼く。まさに西洋医学ががんの治療に手を焼いているのはそれです。

がんというのは、人間という階層に生まれた病気なのに、西洋医学は一つ下の臓器という階層に築かれた医学ですから、これでやるのはまずいのです。それは人間という階層に医学をつくらないといけない。それがホリスティック医学だということになる。ところが、超えて含むということは全部がつながりあっている。だから本当のホリスティックは、素粒子から虚空まで自分の一部として考えないといけないだろう。それで「大ホリスティック」ということを言いだしたのです。そうすると、先生がおっしゃった日常生活がだんだん上に行ってゼロポイントに行くというのが非常に心強いですよね。

高い周波数をもつ「愛」は、それ以下の感情を包括してしまう

村松　ありがとうございます。階層が上に上がること全てを含むというのが、おっしゃる通りですね。感情も全部波ですから、いろいろ説明がつきます。

同じ波長同士で2つの波が左右からウニャウニャと来ると、山と山でぶつかると2倍になって2倍の大きさの波で、外から見ると2倍の波が1つ。データとしては二つ情報が入っているけど波1個ですよというのが波の特徴で（図7）、それで今度逆に山と谷で合わせると1−1＝0、波の上と下で合わさると波が0になります（図8）。では波が何もないから情報がないかというと、ちゃんと情報が入っている。＋1に対し、−1の波を広げれば、波が消える。

だから＋1の波に対して、−1の波を入れれば消えるし、＋100の波に対して、−100の波を入れれば消える。図8のように波が平らになる。ここ、「何もありませんよ〜。」と

思いきや、＋1も－1も、＋100も－100もちゃんと波が入っている。「何もないのに情報が入っている。何もないのにある。」これが……。「空」の世界、ゼロポイントフィールド側の世界、虚空の世界です。

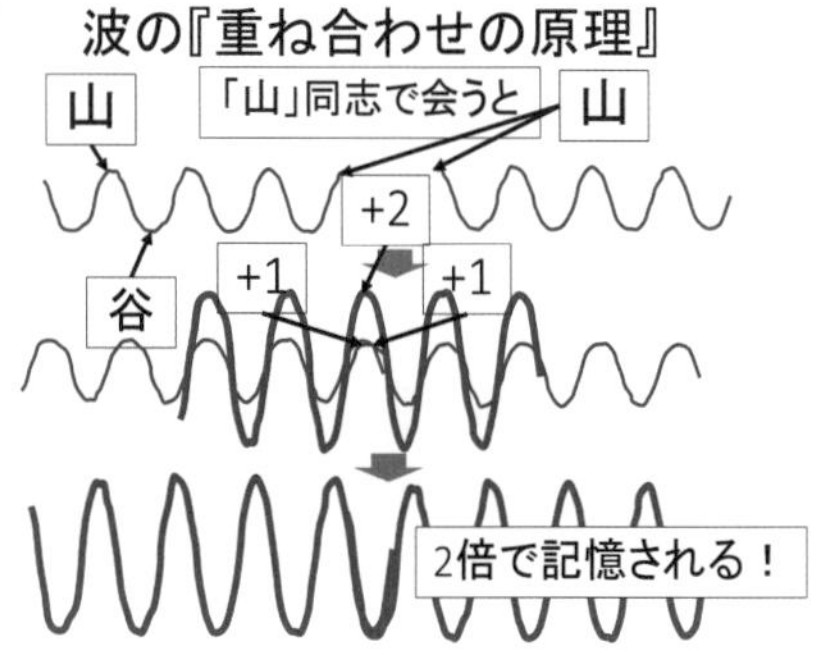

図7

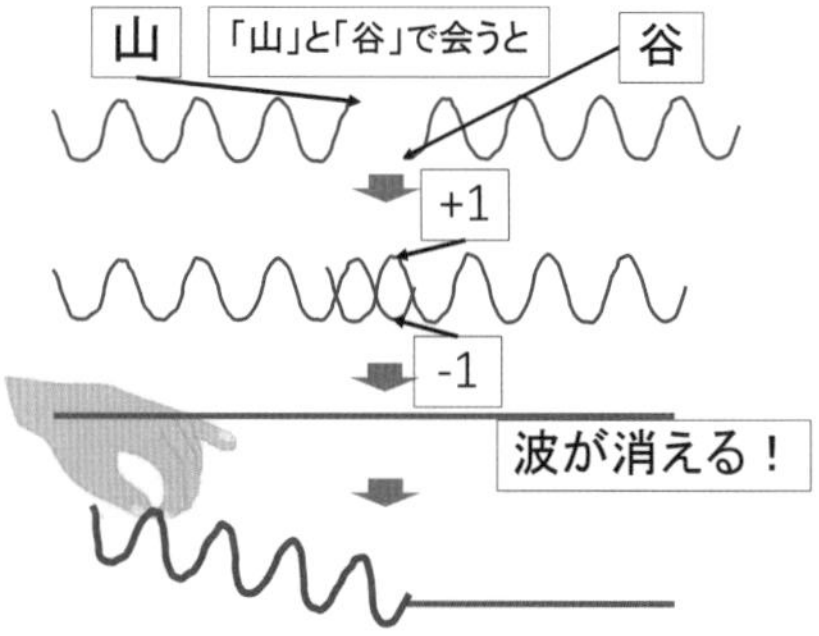

図8

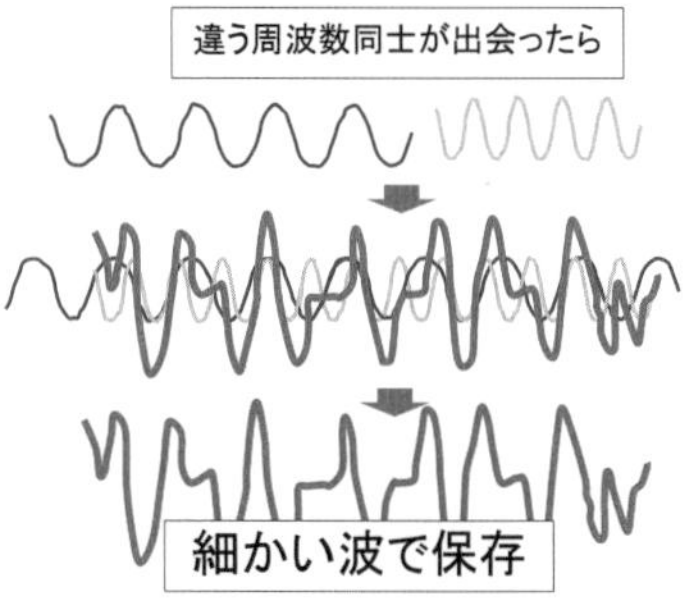

図9

さて、次のレベル、**図9**に入ります。左の青い波と右の黄色い波、長さの違う波同士が重なると……赤い線の波になります。これは高校生で習う「波の重ね合わせ」というのですが、これで覚えてもらいたいのが、「違う波の長さ（波長）同士の波を重ねるとギザギザが増える。」です。

この波はカタカタしているけど、この二つを含んでいる感じ。さらに今度いろいろな波を重ね合わせます。１００万ヘルツとか1億ヘルツ、５ヘルツ、10万ヘルツ、３億ヘルツみたいな全部重ね合わせると、細かくなります。これが、振動数が高い状態（**図10**）。これが波の特徴です。

同じように今度、感情でみてみます。「どうせ私なんて」「めっちゃうれしい」「めっちゃ感動した」「絶対許さない」「苦しいわ」みたいないろいろな周波数を全部重ねると、波が細かくなってくるのです。自分自身の中でいろいろな感情体験をすると、どんどん振動数が細かくなり、一番高い振動数になってくる。これが何か？ というと、「愛」なんですね。逆に、苦しいことは見ずに自分の中で封印する。自己否定も、「自己否定はよくない！」みたいに否定していて認めていないと、波の重ね合わせが起こらないので、本来の本質に戻らない。愛にならないんですね。

だから、これ、感じていいんだよ～。苦しみを持っているから苦しんでいる人に寄り添えるし、自己否定の人に対しても「いやあ、分かるよ、その気持ち。おれもそうだったんだよ」と寄り添えるけれど、自己否定を自分の中で重ね合わせていないと、自己否定をしている人に対し、「そんなの大丈夫、大丈夫。カラオケ行けば直る」みたいに言

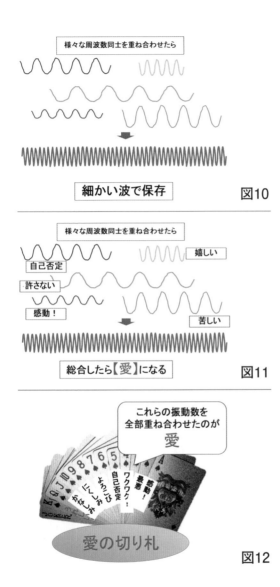

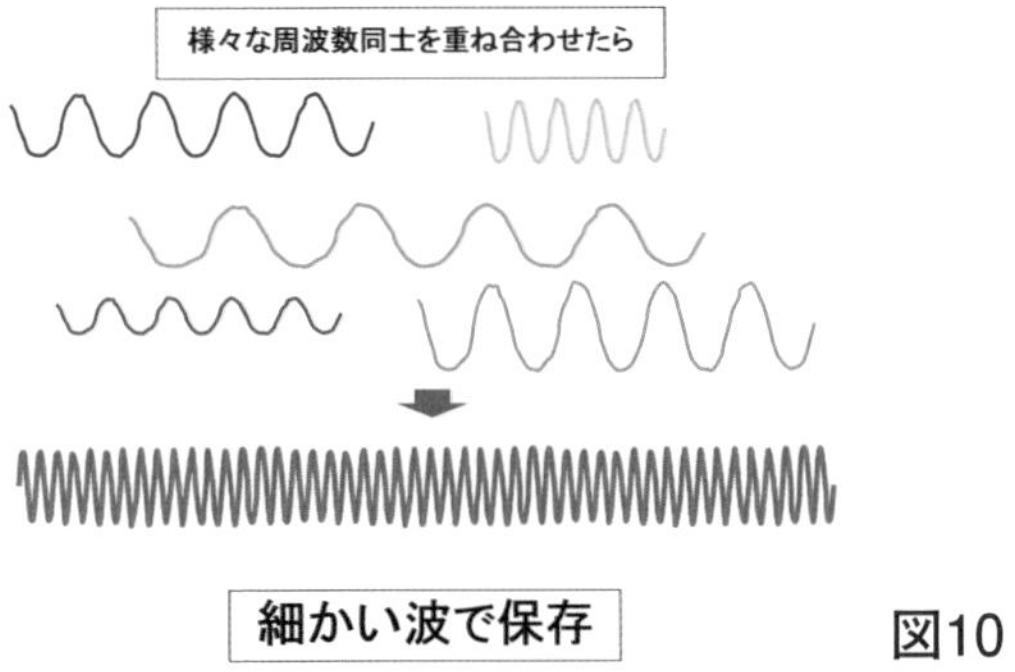

図10

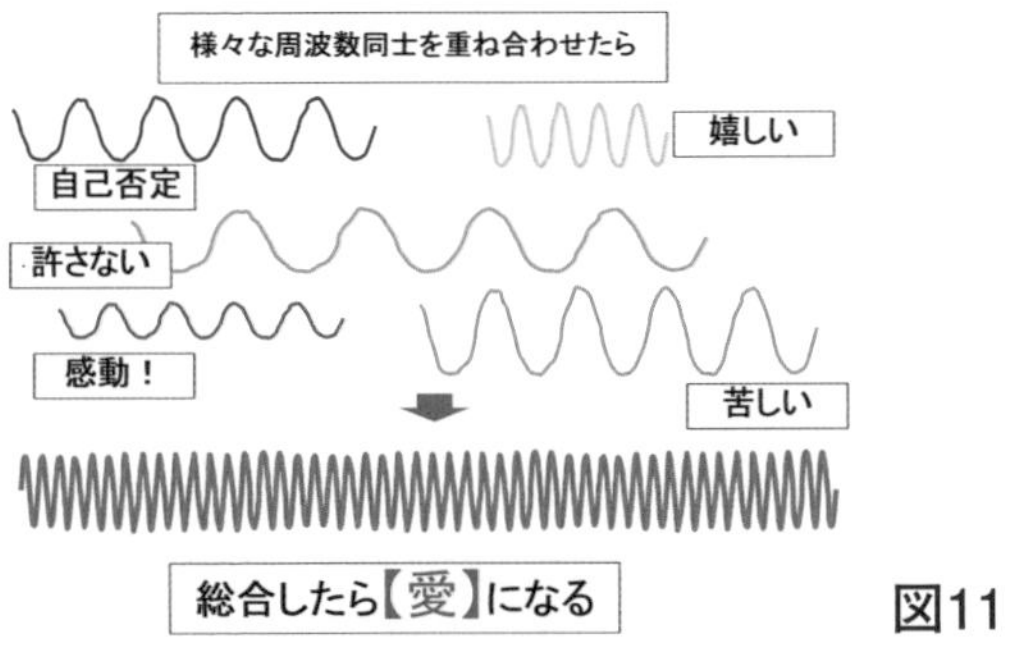

図11

図12

われても、自己否定の最中は抜けられないじゃないですか。というのも自分が味わったことがあれば、「ああ、そう、おれもあったよ」というようにすると、自己否定に対しても愛の波がかかる形になる。なので、愛とは何かというと、高い振動数に全部波を溶かしてしまうような感じのイメージというようにお話しさせてもらっています（図11）。

だから自己否定を否定するとか、悲しみとか辛さを押し殺すと愛に至らない。イメージで言うと、子ども向けですが、自分はトランプの手持ちの札をいっぱい持っていて（図12）、愛の切り札というのは、愛は優しいだけが愛ではない。おばあちゃんのお葬式があって悲しんでいる人に対して、自分が悲しんだことがあればスーッと行って「いや分かるよ。悲しいよね」というカードを出すような感じが愛になる。愛はいろいろな感情のオールマイティ、全部の周波数を重ね合わせたものが「愛」ですから、幸せだけが愛ではないし、優しさだけが愛ではないし、厳しさがもしかしたら愛になるかもしれない。

憎しみを持ったことがあれば、誰かを憎んでいる人に対して、「いやあ、それはしょうがないよ。憎んじゃうよね。」言ってもらえれば、憎んでいる人も何か気持ちを理解してくれる人がいるとやわらぐけれど、自分が憎しみを感じたことがなくて、たとえば親を憎んでいる人がいると「何でそんなことで憎んでいるの。親じゃん」みたいに言われると、余計カチンとくる。振動数をどんなパターンに対しても出せるのが愛。愛は、振動数が一番高いものなので、先生のおっしゃる「上のものが下のものを含んでいる、包括している」というのが波で見ていくと、いろいろな波を重ね合わせているということでも理解できます。

だからセミナー中で「辛すぎる。もう最悪。」みたいに思ってしまったときに、「雲の下から見たらそれは修行だ。耐えるしかない」みたいに思ってしまうけど、ゼロポイントフィールド側から見たら、「ただ自分が愛から外れているだけですよ。自分の手持ちのカードをこうやって増やせますよ。愛のカードを増やせますよ」という。

帯津　深いですね。

村松　ありがとうございます。私自身がいっぱい倒れてきたので。なので、いろいろなネガティブ感情、「悲しい」「泣きたい」「死にたい」「うれしい」「ありがたいわ」とか、いろいろなものを総合した結果が「愛」だと思います。だから、これらを封印していると「愛」に至らない。

振動数が高いほうが、エネルギーが高い。先生はご存じですが、エネルギーは物質のほうと波のほうと二つあり、物質が $E=mc^2$ で波のほうが $E=h\nu$ 。ν（ニュー）がヘルツです。ヘルツに数字を掛けるとエネルギーになる。ヘルツが大きいと、エネルギーが

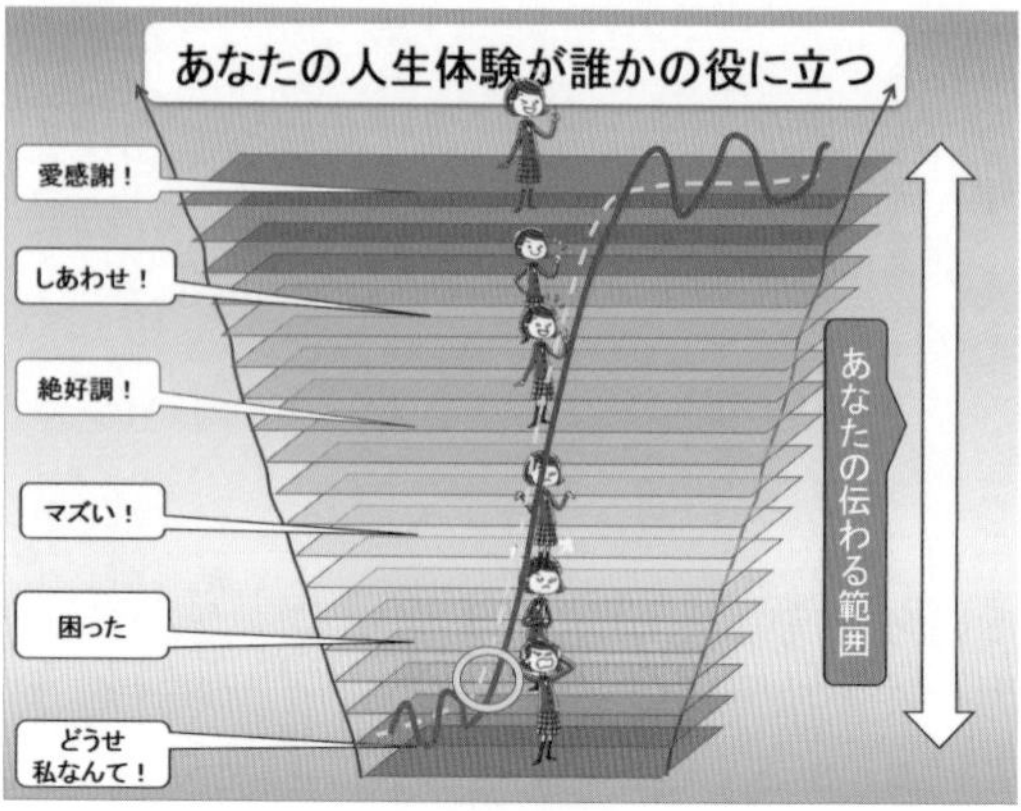

図13

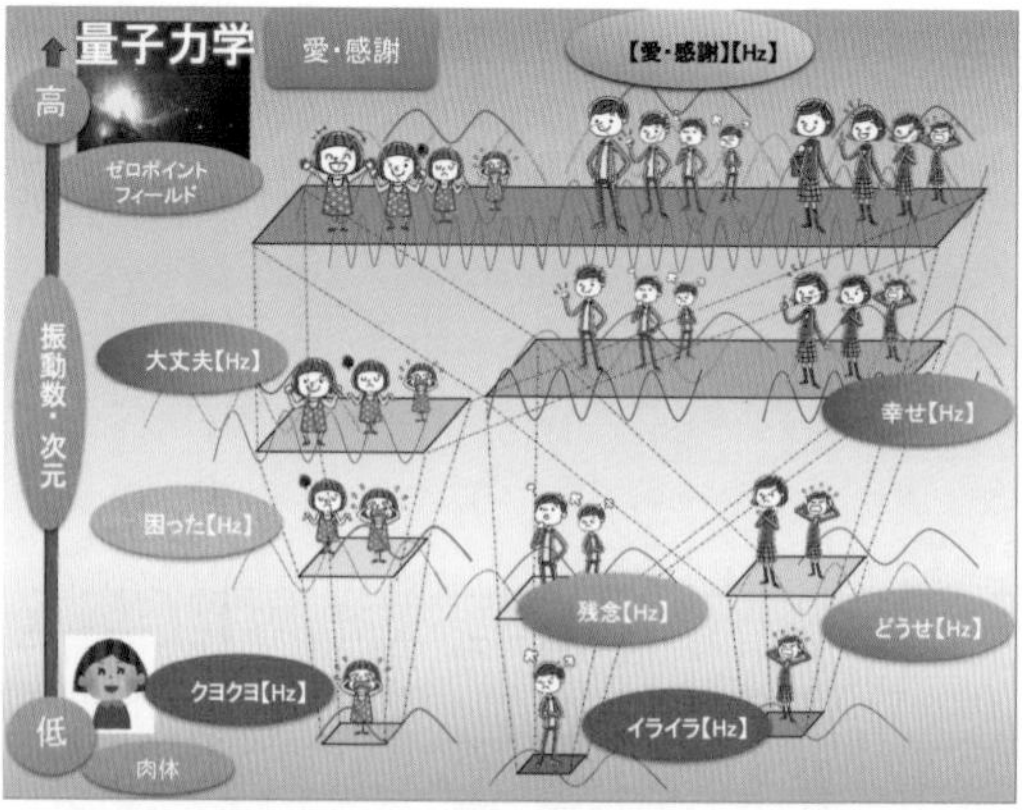

図14

大きいですよ。

お釈迦様の唱える愛は「慈悲心」です。この慈悲心の「慈」というのは、「慈しみ」で「愛」のことです。慈しみは愛っぽいですが、「悲」の悲しいというのも愛の一つに入れています。お釈迦様の悲しみは何かというと、悲しんでいる人に対し、「いやあ、それ分かるよ、悲しいよね。」。深い悲しみを自分も感じたことがあるから、そうやって寄り添ってもらうことによって悲しみを取り除く。それが愛だというのです。（**図13、図14**）

悲しみを感じたことがないと、慈悲、愛に至らない。悲しんでいる人が、その悲しみを越えないと私は駄目だと思ってしまっているのですが、悲しみを持っていていいし、怒りも持っていていいし、憎しみも持っていていいし、それを持って上のものが下のものを包括する、高い振動数は全部カードを持っているような感じ、振動数を持っているような感覚です。

ということをセミナーでお話しさせてもらっています。層（レイヤー）でできている、〈怒りの周波数帯〉、〈悲しみの周波数帯〉、〈自己否定の周波数帯〉を全部総合していって、**愛のレイヤー**、**愛の周波数帯**がある。そこは図14のように全部含んでいるということです。慈しみも悲しみも、フォトンの振動数であり、素粒子なので、ヘルツで見ていくと全部を包括しているのが「愛」ですね。霊性の医学もまさに最高振動の波をかけることであり、自分のいろいろな人間感情をほぐしてあげること、愛の振動数、生命エネルギーによって色々な感情によりそい、高い波をかけてほぐしてあげることが本当に医療の要らない世界になってくるし、病気に全く縁のなくなる肉体になってきます。私は、医療の世界は全く分からないのでさしでがましいですが、本当にそういう世界をつくりたいですよね。

相手の「生きる悲しみ」を敬うところから、医療にぬくもりが戻る

帯津　私が帯津三敬病院をつくった38～39年前は、がん治療の現場は殺伐としていました。それは「温かさ」がなかったからです。医者もわりあいつっけんどんなことを言います。患者さんも命がかかっているから。それでぎくしゃくしていました。私はこれを何とかしなければと思って、それで人間の本性とは何だろうかと考えたときに、今おっしゃっていた、**慈しむ**、**悲しむ**ということ、その辺り、何となく本を読んで気づきました。

例えば岩波書店の小林勇さんという社長さんがいました。その人が文藝春秋から出しているのだけれど、『人はさびしき』（現・筑摩叢書）というエッセイ集があります。これを読んで、人は寂しいのだということが分かってきた。

その次に今度は人間の本性は何だというので、人間を観察し始めたのです。私は、夕方、おそば屋さんで一杯飲むのが好きで、たとえば、5月ごろだとまだ陽のあるうちに、

川越から東京へ講演を頼まれて行った帰りに、おそば屋さんで飲んでいると、一人で飲んでいる人がいっぱいいる。それを観察している。

一人だから誰もしゃべっていないので黙々と飲んでいて、サラリーマン風の人でどこか外で仕事をして、終わって会社に帰るときだろうと思うのです。そういう人たちの肩の辺りに何となく哀愁が漂っていますよね。顔は悲しげでもないですが、人間の本性の悲しみかなと思って、それで本を探したら山田太一さんの『生きるかなしみ』（ちくま文庫）にぶつかったのです。これは山田太一さんが生きる悲しみをテーマにした短編小説あるいはエッセイを15編集めて1冊にしています。全部日本人が書いた。有名な人もいれば有名でない人もいます。でも私は何回読んでも涙が出てくるのですよね。

山田太一さんが序文で「人間生きる悲しみといったって特別のものではありません。生きることにそもそも悲しみは付きまとうのです」と書いている。最後に水上勉さんのエッセイが出ていますが、水上勉さんはそこで「旅人の悲しみだ。われわれは虚空から一人でやってきて、また一人で帰っていく。その孤独なる旅人の悲しみだ」と書いてあります。私はそれですごく悲しいのだと分かった。

悲しみを、医療をよくするためには、医者も、患者さんも、コメディカルの人も、みんなとにかく**相手の悲しみを敬って、自分の悲しみを慈しんで**という気持ちで付き合うと**医療の本来の「ぬくもり」**が戻ってくるだろう。それを20年以上前から、いろいろなところで言っていたのです。そうしたら最近少しいいですね。はじめは全く空振りだったのですが、最近うちの病院なんかを見ても、ちょっといい感じになってきています。

村松　先生の「慈愛」が波として広がっていますよね。場を整えていますよね。

帯津　だから本当にこの図のように、もう少し徹底していきましょう。

村松　日本の医療の権威のような先生から、そのように世界を広げてくださることは、本当にうれしいことですね。

医療と教育で活用できる呼吸法

帯津　この図も大したものですよ。子どもさんにもこういう話はするのですか。

村松　生徒たちにはここまでの雲の話はしないで、脳の使い方とか、自分の本来の天命があるんだよ、ミッションがあるんだよということ、そして何のために地球に生まれてきたのかというところの話はします。

あと塾の生徒ではなくて一般の方を集めた合宿を通しては、この図の話の説明もして、「自分のミッションがあるから」というので、色紙にミッションを書くまでを2日間かけてやります。そのときに脳の話とか、まさに呼吸法のやり方を毎回させてもらっています。呼吸法も重要で、ゼロポイント、マインドフルになるということをお話しさせてもらっています。

帯津　私も呼吸法から入って気功に入っていったわけです。太極拳もそこから出てきたのですよね。原点は呼吸法ですね。うちの患者会、患者さんがつくっている会があって、これが２００人ぐらいで、うちの病院でがんの手術を受けた人たちです。２００人ぐらいいて、もう20年たっているのです。

村松　そうなんですね。

帯津　でも患者会の人たちは、がんの手術を受けて20年、30年たっている人で、職業のほうは定年で暇がいっぱいあるから、うちの道場に年中来て、新しい患者さんに気功を教えたり。気功をやっている人たちは本当にいい雰囲気です。

それで世話人格の10人ぐらいの人で、がんの再発した人は誰もいないのです。私のところで手術をした人の手術録を見ると、肝臓に転移があってちょっと一緒に取ったとか。そういうのは再発してもおかしくないのですが、そういう人が元気でやっています。だから呼吸法のことをお書きになっていたけど、呼吸法はまず**虚空**と付き合うというか、虚空とやりとりができるというのは、**ゼロポイント**のところと合うなと思っています。

だから先生の考えは本当にいいです。

村松　ありがとうございます。数学や物理など2時間の授業が終わった後の30分、能力開発という名の下で、こういう小話をしています。今まさに入試期間なので、1月からは呼吸法を毎回やっています。「4時間も5時間もテストをやると脳みそが疲れるじゃん」みたいな話をして、休憩時間のたびに廊下へ出て、ベランダへ出て呼吸法をしてあげて脳に酸素を送る。「そうすると脳がスッキリ状態で、髄液や脳みそもきれいになるから、きれいな中に脳コンピューターを浮かべておけば、絶対ダウンロードするから」みたいな話をする。あとは「テストの最中でも思考が止まったら、鉛筆を置いて呼吸をしなさい。7秒吸って10秒吐くというのを3回やりなさいね、そうすると残りの時間も焦らずに落ち着いてテストができるから」と言うと、毎年それで皆さんどんどん自分の志望校に受かっています。沼田市は山奥ですが、今年も本庄早稲田高校に受かったり、お茶の水女子大学に受かったり。結構皆さん頑張ってというか、自分の楽しい喜びの側から勉強に入っています。

「感謝行」と「自分褒め」で全く変身してしまう！

帯津　いいですね。だいたいこういうお話はいろいろなところで毎日のようにやっているのですか。そういうわけでもない？

村松　土日はほぼいろいろ入っています。東京の信濃町に『開華』のオフィスがあり、そこで一般の方だったり、あとトレーナーコースとして、このパワーポイントを私がトレーナーさんに預けて、トレーナーさんがセミナーをできるようになるための育成をさせてもらっています。同じ伝えるのにも、どういう振動数で伝えるのかでお客さんに伝わるエネルギーが変わるから、トレーナーさんとは毎日、「感謝行」と「自分褒め」を通して、月曜日から金曜日まで、今日1日のありがたいことを三つと自分を褒めること三つを全体サイトに皆で閲覧できるようにします。「感謝」と「自尊」を通してゼロポイントフィールド（ZPF）側で日常をすごせる人育てをさせて頂いてます。

長い人で4年ぐらいずっと感謝行をやっている人は本当に仕事の展開もすごいです。たとえば、長年夜勤もつづいて、ついに自分もバーンアウトしてしまった看護師ですが、気持ちが折れてしまい、1日15時間くらい家のベッドでずーっと横になっているような人がセミナーに来て、トレーナーコースに入り、いま4年ぐらい経っているのですが、彼女はいまフリーナースとしてどこにも所属しないで、群馬の教育委員会から頼まれて障害者の修学旅行とか行ったり、楽しくお仕事をさせてもらっている。全国にもそのフリーナースの活動が広がったりしています。まさに自分を生かす側にどんどん入っています。

本当にZPF側ですよね。ZPF側でセミナーを広げると、聴いて下さる皆さんにその波が広がるけど、雲の下側で「金もうけてやろう」という思いでセミナーをすると、その波で呼び合って、来る皆さんも「金もうけしてやろう。」という人たちになります。

帯津　本当にこの図はよくできていますからね。すごいですよね。

村松　ありがとうございます。

大ホリスティックを唱え出したら、病院の「場のエネルギー」がすごく高まった！

帯津　うちの病院も、この新しい病院をつくるときに、もう私も年だから銀行は金を貸さないだろうと言いながらつくることにしたのです。金は貸してくれました。貸してくれたのはいいのだけど返すのがまた大変で、ずいぶん苦労をしました。私は2年間給料をもらわなかった。たまたまうちの家内がもう亡くなっていたからいいけど、いたら大変だった。給料のない生活を一緒にやらされるのかと思ったでしょうね。

そうして、「大ホリスティック医学」を私が提案したのは2016年5月です。それをいろいろなところで本にしたり、しゃべったり、短い文章にしたりしていたら、ドクターが4人、いきのいいのが入ってきた。一度にではないです。ぽんぽんとね。さらに看護師さんがホリスティック医学をやりたいと入ってくる。これが大ホリスティックを提唱してから2年間で60人入ってきた。これがまた美人が多いです。

村松 先生の引き寄せですね(笑)。

帯津 だから、うちの病院の「場のエネルギー」が高まってきたなと感じました。そうしたら借金もちゃんと返していますが、病棟なんかはいつも満員です。だから、こちらの意気込みが病院の場のエネルギーを高め、それに患者さんが引き込まれてきたということだろうと思いますが、先生のこの論理を聞いていると、何となくそういうことでも理解できるなと思います。

村松 稲盛さんの言っているZPF側の世界を先生がまさに歩んでおられるので、この振動数と釣り合う人たちが、ちゃんと集まってくるのですよね。天の流れに運ばれる側ですよね。

帯津　だから本当に今みんな意気軒高としてやっています。

愛・感謝・祈りは、「渡りに船」現象を引き起こす

村松　先ほど、先生が意識を大ホリスティックでやっていくよと言われたら、よい先生や、看護師が集まってきて、借金もどんどん返せてというところも、同じような話をセミナーでお話しさせてもらっています。

この女の人が主人公ですが、この主人公がいて、娘がいて、旦那さんやお父さんがいる中で、この旦那さんと恐怖で付き合うとか、娘に対して利己的でわがままで付き合うとか、お父さんに対して承認欲求で付き合うみたいに思っていると、向こうもその周波数で返してくるから、ここで引き寄せ合ってくるけど、娘もお父さんも旦那さんも全部ゼロポイントフィールド（ＺＰＦ）側から意識をもらっている魂であり、ＺＰＦ側から来ているから、雲の下側で付き合うとうまくいかないけど、ＺＰＦ側、愛・感謝側、「パパ、ありがとう」「お父さん、本当ありがとね」、娘にも「ありがとう」とか「愛しているよ」の周波数で付き合うと、スーッと滞りなくいきます。雲の下側、人間レベルは頑張りとか、力みとか、人と勝負するとか、周りの人を意識するとか、自己犠牲とか

やってしまうと流れが止まってしまう。

私自身はずっと【雲の下側】をやっていたのです。人と勝負するとか、親の目線を気にするとか、社長のせがれだからみたいなのを意識して、さらに、「おれはどうなって

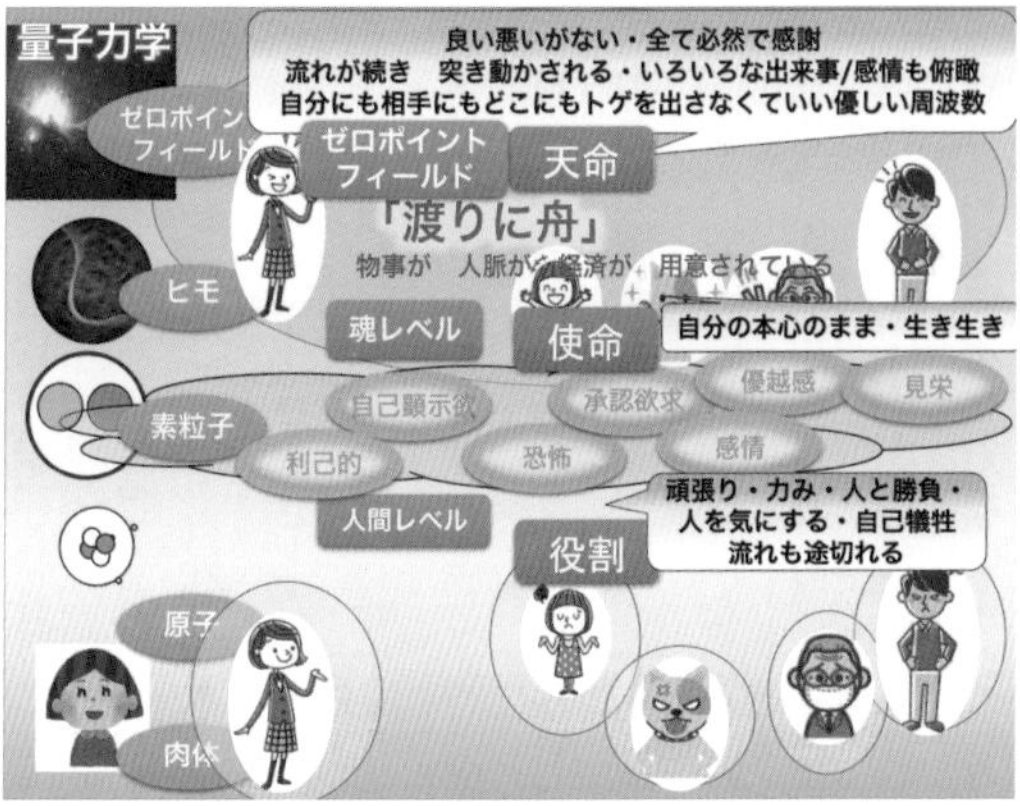
量子力学
良い悪いがない・全て必然で感謝
流れが続き　突き動かされる・いろいろな出来事/感情も俯瞰
自分にも相手にもどこにもトゲを出さなくていい優しい周波数
ゼロポイントフィールド
天命
「渡りに舟」
物事が　人脈が　経済が　用意されている
ヒモ
魂レベル
使命
自分の本心のまま・生き生き
自己顕示欲
承認欲求
優越感
見栄
素粒子
利己的
恐怖
感情
頑張り・力み・人と勝負・
人を気にする・自己犠牲
流れも途切れる
人間レベル
役割
原子
肉体

図15

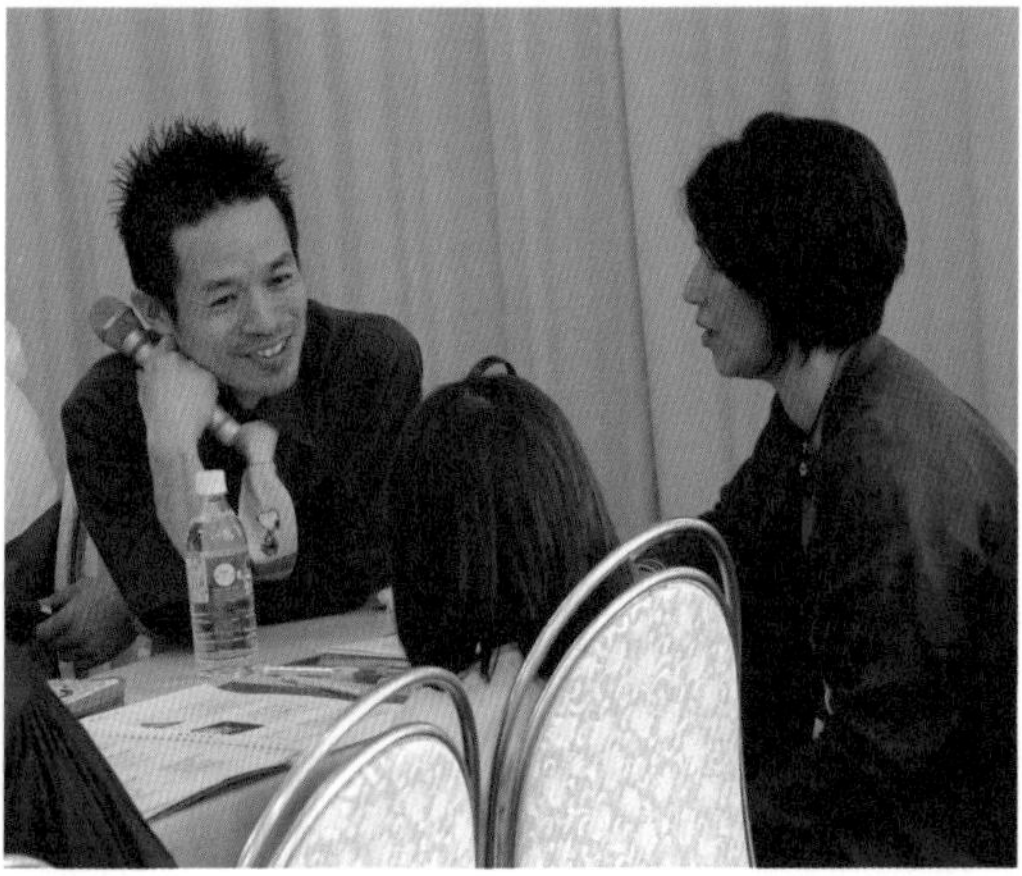

もいい」という自己犠牲からやっていました。心の中は、早く休みにならないかなみたいに疲れ果てていた。

【魂レベル】は、自分の本心のままで生き生きと、村松大輔は村松大輔を生きる。本心のままで生き生きと存在する側が**使命の側**です。さらに【**ZPF側**】は、いい悪いではなくて全部「感謝」ですよ。そうすると流れがどんどん続いて突き動かされて、朝起きてスーッと運ばれるし、お金が足りないどうしようとかもあるけど、それも俯瞰して、自分にも優しいし、人にも優しい、誰にもとげを出さなくていいという周波数帯、**図15**中の上側が**天命側**。そうすると「**渡りに船**」が起こる。

すべてと周波数がつながり合うから、自分がこれをやろうと思ったら、お金が用意される、人が用意される、「では車出すよ」みたいな感じに、流れがどんどんスムーズに進む側が愛・感謝側です。それを「何でやらないんだ」という脅迫とか「私、無理、無理。私、そんな力ないから」みたいな自己卑下だと、雲の下側に意識が行ってしまうけど、感謝で自分が突き動かされる側に入ると、先生の所に優秀なお医者さんが集まり、美人さんの看護師さんが集まりというすてきな場ができてきて、建物の振動数もどんどん上がってきます。こうやって、この「渡りに船」というお話をさせてもらっています。

先生が自分の事務所で**お祈り**されるんですよね。先生の祈りが、建物の炭素とか、空気中の酸素、窒素とかの電子雲の中のフォトンの振動数を先生の祈りで上げているんです。病院自体がどんどん振動数が上がってきて、神社のようない**い気の場**にされているから、その周波数と合う看護師、周波数と合うお医者さんが集まってきて、どんどんこの場がつくられてくる。養生塾を通しても全国に振動数を広げられているので、その柱が立ってきているので、日本中にゼロポイントのエネルギーをダウンロードしやすい活動をされているんですよね。

争いごとが無くなる世界にするために

帯津　私は朝早いものですから、3時半に起きて原稿を書いたり校正したり、少し仕事をします。それでNHKのニュースがウィークデーは4時半から始まります。土日は5時からです。それを20分ぐらい見ます。だけど、必ず殺人事件が出てきますよね。これでは世の人々の自然治癒力ががた落ちじゃないか。一人でも多くの人に上に行ってもらって自然治癒力を高めるようにしないと、地球が大変なことになるのではないかと危機感をもちました。だから養生塾を始めました。

でも、ある裁判官に言ったら、「先生、だけど殺人事件は、ずいぶん減ってきているのですよ、これでも」と言う。昔、テレビはないし、ラジオはそんなに一生懸命聴いてないですから、事件はあったのだけど、それを知らなかっただけだったそうなんです。でも知らないということもいいことだなと思いました。

だから、テレビも最近はあまりいい話がないので、あまり見たくない。でも、そういうことのない世の中にしていきたいですね。

先生は教育の分野で、私は医療の中で少しでもそういういい雰囲気をつくっていければと思いますけどね。

村松　そうですね。私たちの意識の、例えば感謝の振動数を、毎日24時間のうち何時間と感謝を出していれば、感謝の周波数がどんどん増えて、地球上とか日本の国土とか上空に感謝が広がってくる。その感謝から物質化現象を起こすので、どんどん感謝の世界、平和の世界になりますよ、という話もします。なので、私たちの日頃の日常のあり方が重要だし、私一人がやっているのではなくフォトンの数だからという話もします。高い振動数で、たくさんの深い思い入れを持って「感謝」とか「愛」で存在し、一人が1億粒、10の何十乗粒のフォトンを出していれば、そこから物質化現象を起こすから、「私一人がやったって」というものではないから、数人の人が集まり、そこから高い周波数を出せば、どんどんどんどん世界がよくなるから。という人たちの意識で地球をつくっているからという話をします。

これは、エビデンスはないですけれども、予祝的な感じに、ある方がおっしゃってい たのですが、私たちのほとんどが生きている間に裁判所も警察官もなくなる。なぜなら ば、いま私たちが警察とか裁判が必要なのは、これをやったらお巡りさんに捕まるよと いう思いで悪いことをしてはいけない。けれど、だんだん意識が高まってくると、自分 の良心、よい心が痛むから、それはできない。自分の魂の成長のために、より良いこと をしていく。

裁判があるのも、「私はこうだ、あんたはこうだから、じゃあ、ちょっと裁判入れま しょう」となるけど、意識が高まって、「あ、そういうことか。じゃあ分かったよ。い いよ~。」みたいになってくれば裁判が要らなくなる。なので、「10年ぐらい先には、お 巡りさんも裁判所も別のお仕事をしているよ」というように話をすると、「そういう世 界あるのだ」と皆さんにスッと入っていただき、それを意図しやすくなる。しかし、何 かあったらお巡りさん、何かあったら裁判みたいになっているので、なかなか批判とか 攻撃とか言い訳とかが抜けない。「そういうことか。じゃあ、いいよ」と許す心が結果、 裁判がなくなる周波数で、その世界をつくるけど「許さない。認めない。じゃあ裁判入 れよう」という意識が裁判所をつくっているだけなので、その意識が高まってくれば、お巡りさんも裁判所も消える。別のお仕事をしているという形になってくるのですよね。

帯津　そうなりたいですよね。

村松　殺人のニュースも極力流さないほうがいいですし、そのニュースをみても、ただの囲戸端会議でなく、「私たちは何ができるか」ということを考えていくべきですよね。

第2章

自然治癒力、免疫力と場のエネルギー！

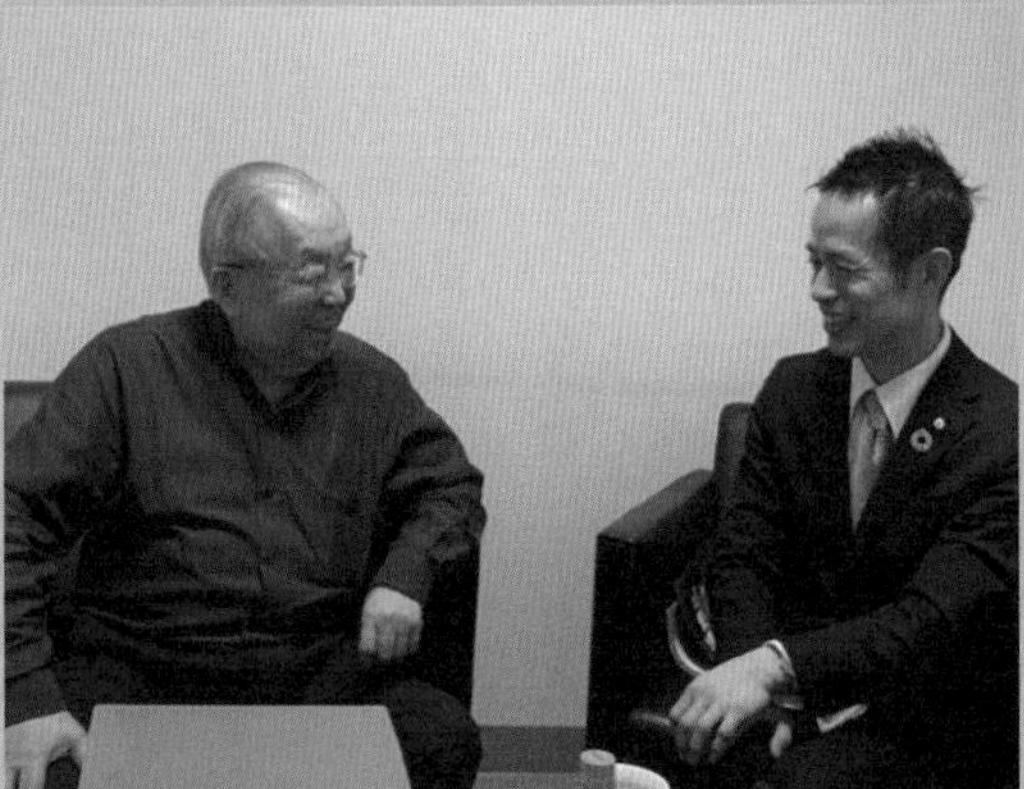

外科医は、「自然治癒力」を抵抗なく信じている

村松　次に、先生が考えておられる理想の医療についてお伺いしたいのですが、図で言う一番上のところというのは「自然治癒力」の世界になるのですよね？

帯津　そうです。昔よく**免疫力**と**自然治癒力**を混同している先生がいた。先生って医者じゃなくてね。私はもうずいぶん昔だけどＮＨＫの教育テレビで座談会をやったとき、ＮＨＫの解説委員の方が司会をやりました。そうしたら自然癒力と免疫力を混同しているので、こっちは話しづらくて困ったことがありました。でも今はそんな人はほとんどいませんね。だいたいちゃんと分けています。

免疫力はやはり自己にこだわる世界だから。自己と非自己ですからね。だから免疫能というのはある程度、場だけの問題ではなく、白血球だって、マクロファージだって、樹状細胞だって、みんな個物が絡んでいるわけです。でも前の、その上の私のやっていた「小ホリスティック」に比べれば、これは個物が脳細胞ですから、大脳全体、大きいです。それに比べたら白血球なんか小さいから、少し少なくなって場のほうが広くなる。仏教で言うところの**阿頼耶識**にいったら場の世界。ここで「自然治癒力」が出てくるわ

けです。

自然治癒力も、最初に言ったのはヒポクラテスです。とにかく人間には nature というものがある。nature、自然そのもの。自然治癒というよりも nature、これがものを治すのだ。結局、自然治癒力という言葉は、ローマの時代にできたので、Vis medicatrix naturae。これはローマ時代ですから、この時代の名医と言えばガレノスです。ヒポクラテスより少し後です。だから基がヒポクラテスの nature だろうと。

それで、ずっと西洋医学の歴史をやってきて1628年にウィリアム・ハーヴィが、『血液循環の原理』（岩波文庫）という本を書いて、人間、すべて血液循環で命は説明できると。だからそういう**生気論**のようなものは意味がない。無智を隠蔽する陳腐なごまかしにすぎないなんて。中国で「気」なんていうのは。そういうことを言ったのだけど、やはり自然治癒力は消えなかったですよね。

自然治癒力というのは、われわれみたいな外科医は痛切に感じています。このおかげでわれわれは仕事ができる。胃を取って食道と小腸をつなぐでしょう。きちんと縫って漏れないようにして、治っていく。それは外科医のテクニックが上手だったかというとそうではなくて、自然治癒力がやるわけです。人間では1週間後につないだところを見ることはできないけど、動物実験だと1週間たったらどうなっているかを見るということをやります。そうすると糸なんか取れているのです。それで組織と組織がピタッとくっついている。これを見ているから、外科医は、自然治癒力は誰が何と言おうと信じているのですよね。

村松　質問ですが、胃を切り取り、腸をつなげるじゃないですか。それで、腸のＤＮＡが胃の場所で、胃のデータ振動があるから、腸のＤＮＡの中にある胃のＤＮＡのスイッチがオンになって、腸が胃の役割を果たして胃の大きさっぽくなってくるのですか？

帯津　そんなに極端にはならないけれども、そこで停滞するような感じになってくるわけです。

村松　胃酸も出てくるんでしょうか？

帯津　胃酸は出てこない。

村松　出ないのですね。では、食べたものを溶かせないのですか。

帯津　それはそのまま通過していく。停滞する時間はあるけれども。
　食道がんの場合は食道を取るでしょう？　そうすると、あと、つなぐのにおなかを開けて、胃袋の血管を切ってしまったら死んでしまうから、血管を残したまま、トリミングして、頸部までつり上げるのですよ。ここで食道の残りとつなぐわけです。

村松　わー、すごい。

帯津　だから、この胃袋が通り道になっているわけです。今度、胃としての働きは。

村松　胃をムニューッと引き延ばすというか、少しずつトリミングして上へ持ってくる。それで、つないで食道の代わりにするわけです。だから、胃が食道の代わりになってしまっている。

帯津　引き延ばすのですね。

手術というのはどっちみち、そういう不自然なもので、とにかく物と物がくっつくというのは自然治癒力ですから、東洋医学とか代替療法をやっている人で、聞いてみると外科医が割合と多い。いつも自然治癒力の恩恵にあずかっているから、そういう意味ではこれから免疫力を超えて、自然治癒力の時代になると思うのです。

将来はなるでしょうが、免疫力もいま見ているとまだまだ一人前ではないです。本庶佑さんのオプジーボもいろいろまだ問題があるし、それを使う人のほうにも問題がある。オプジーボの免疫の働きに期待しないで、ただの分子標的薬と考えて使っている先生もいっぱいいます。そうすると、本来の免疫に基づいていないわけで、それではいけないので、だんだんと本来の使い方ができるようになれば、だんだん自然治癒力が入ってくる。

そうすると、霊性の医学になってきて、体のほうは適当にやっておけばいい。あとは命のエネルギーをいかに高めるか。そういうことになる。

村松　からだのほうは結果ですものね。命のエネルギーがあって、原因があって、その結果、細胞ができあがるのですね。

では、胃を切り取った人は、消化されずに腸にいってしまうのですか。

帯津　そうです。だから、よくダンピングシンドロームといって、胃がないところ、腸へポッと食べ物が入っていくから、それで浸透圧などの関係で血流が変わったりして、そういうことで物を食べた後、気持ち悪くなるのですよ。それで、みんな苦労して治すというか、症状を取る方法を考えています。

だから、外科の手術そのものはやはり不自然なことをやっているわけです。何か取ってしまって、それを代わりのもので補うわけですからね。

村松　でも、その医療行為があるから命が延びている方が本当にいっぱいいらっしゃいますからね。

抗がん剤は、人間の尊厳を引き裂くので、「霊性の医学」に向かうべき

帯津　でも、最終的には「霊性の医学」になって、やはり抗がん剤なんていうのは、人間としての尊厳を引き裂くのです。だって、あれは使うと治るにしても、毛は抜けてしまう

し、肌なんかガサガサになって、その人らしくなくなってきます。

私の同級生で大新聞社の社長をやっていた人がいます。もう亡くなりましたが、これが肺がんになって、病院に入って、そして抗がん剤をまずやった。そうしたら、毛がばさっと取れた。この人はダンディで、前髪が垂れているのが自慢だった。それがポンと落ちてしまったものだから、びっくりして病院を逃げ出してきた。

それで私のところに来て、「とにかくおまえの言うとおりやるから」と言ってきた。「いや、言うとおりといっても、私だって特別、そんなにすごい方法を持っているわけではないのだけれども、とにかくお手伝いする」と。ところが、彼は言葉に反して、すぐに甲子園大会の開会式であいさつに立ったり、それから、中国へ行って江沢民に会ったりしていた。結局、亡くなってしまったのですが、本当にそういうことで、できれば抗がん剤なんかなくなったほうがいい。だから、「今は緊急避難でやっているけれども、いずれはなくなったほうがいいですよ」と。こういうことを言うから腫瘍内科の人、抗がん剤専門の人は私が嫌いです。だから、私はそれでは申し訳ないから、外科もなくなったほうがいいと。私は外科だから（笑）、あんな体を切り裂くような治療は、「昔はひどいことをしていたな」とみんなが言うような時代がくればいいいと。「いや、昔は体を切り裂いていたのだよ」なんてね。

しかし、そうではなく、先生のこの理論でどんどんいい方向にいけば、これは言うことはないので、医療、医学はだんだんと、少しずつでもそっちに行くと思います。ただ、医学界の中枢にいる人はこういうことはあまり考えていないから、「エビデンス、エビデンス」で、何でもいいいから科学的な根拠があり、いい研究ができればいいのだと思っているのです。

がんに打ち克つ免疫力

村松　先ほど、オプジーボの話が出ましたが、期待はできるのでしょうか？

帯津　いまオプジーボが出てきて、免疫系が非常に脚光を浴びたのですが、ただ、がん治療の世界ではまだ免疫系を、免疫学というものを認めていない人もいるのです。やはり手術、抗がん剤、放射線、この三大療法が主力だろうと。一つには自己と非自己に分けて、自己を非自己の攻撃から守るというのが免疫ですが、がん細胞は自分の細胞ですから、本当に非自己なのかという疑問も一つもあります。

でも、免疫がやはり大きな力をなすだろうと思うのは、例えば手術をいくらやっても、肉眼で見ている手術ですから、細胞がいろいろなところに残っている可能性はいっぱいいあるわけです。だから、再発の可能性があると。

抗がん剤は正常細胞をやっつけるから、そこで止めるのだけれども、正常細胞をやっつけても構わないのだということになれば、今の抗がん剤で十分効くわけです。しかし、正常細胞もやっつけてしまうから、人間が死んでしまってはどうにもならない。だから、手術と抗がん剤は限界があるわけです。

放射線もいまピンポイントの粒子線の世界が出てきて、ずいぶん違うのですが、それだって粒子線をきちっとやっても、そこで再発して、もう二度はかけられないから、ほかの方法というようなケースがいっぱいあるのです。

だから、まだまだ成長していないのですが、ただ、例えば免疫系の進歩を見ると、最初はそういう個人に特化した働きではなくて、例えば丸山ワクチンのような免疫系を高めるというものがあります。今も入院している人が丸山ワクチンをやりたいと言ってきたので、担当の医者から日本医大に手紙を書いてもらい、それを持って家族の人に日本医大に行ってもらう。それで40日分買ってくるのです。そうすれば、当院で打つことができます。

丸山ワクチンをうんとばかにする人がいっぱいいます。西洋医学の中枢にいる人は「あんなものはただの水だ」という人もいます。ただの水のわけがないので、私はずいぶん昔から使っているけれども、見事によくなる人もいるのです。ただ、そのパーセンテージがやはり人を説得するほどの高いものではないですが、でも、見事によくなる人もいます。

例えば私の同級生のお母さんで、そのころ72〜73歳だったけれども、「胃がんです」とどこかで診断されて、私のところに来て、診たら、胃に確かにがんがあるのです。早期がんよりももう少し進んでいる進行がんだと思ったのですが、「手術したほうがいい」と言ったら、本人は「いやだ」と言う。私の同級生の息子も、「本人がそう言うのだから、何かほかの方法でやってくれ」というから、彼女の場合は、漢方薬と、免疫系は丸山ワクチンではなくサプリメントを出しました。サプリメントで免疫能を賦活するというものが結構ありますから、彼女はそれを飲みながら、私のところに来ていた。そうすると、だいたい2カ月にいっぺん胃の中をのぞいてみるわけです。見るたびに少しずつ大きくなっている。それで、漢方薬とサプリメントでは足りないのだなと思っていたのだけれども、本人がこれでいいと言っているものですから、みていました。

そうしたら、あるとき、もう1年ぐらいしてですが、私がちょうど外来でほかの患者さんを診ていたら、内視鏡の部屋から帯津先生を呼んできてくれと言っているという。何だ、何かトラブルでもあったかなと思って、バッと行ったら、内視鏡の先生が「先生、これを見てください」と。何もない。がんが何もない。つるつるです。彼女に漢方薬とサプリメントが効いてきたと考えてもいいのだけれども、今まで効かないで大きくなってきたものがストンと消えた。それで驚ろいて、「何か最近変わったことをしたか」と聴いたら、この人は日本舞踊の先生です。その発表会があって、そこで彼女が一番中心的な役割を果たしたらしい。「悦び」がガーッと免疫を高めたのだと思うのです。

それで本当にニコニコして、退院しました。いま生きていればいくつになるか分からないけれども、とにかく老衰のような形でなくなりました。

村松　「悦び」は、最高の免疫力アップにつながるのですね。

免疫力、自然治癒力から、「場のエネルギー」を高めて、「霊性の医学」につなげたい

帯津　それから、いま11-1（イチイチのイチ）という、1が3本の11-1という乳酸菌系のサプリメントを東京大学の薬学部が開発しました。私が東京大学卒だからというわけでもないのだけれども、サンプルがだいぶ来ました。そのサンプルでやっていたら、意外と手応えがある。例えばいま六十何歳の男性ですが、40代の終わりごろに肝臓がんになって、富山の病院で、その肝臓がんにめがけて抗がん剤を、管を入れて注入したり、

あるいは血流を止めて兵糧攻めにしたりして、そういう方法をとって少しよくなった。しかし、やっぱりまた腫瘍マーカーというのが上がってきて、私のところに来たのです。

私のところで、「じゃあ、サプリメントでいこう」といって、そのころあったサプリメントを出したら、腫瘍マーカーがだんだん減ってきた。正常値まではいかないのですが、だんだん少なくなってきた。それで本人も気をよくして、しばらくしたら、せっかく下がってきた腫瘍マーカーがまた上がりだした。

それで、ちょっとおかしいぞというので調べたら、肝臓から胆汁の総胆管とか、いろいろなものが出てくる肝門部のリンパ腺が腫れている。これは転移だろうと。

私は、「リンパ腺がこれだけ大きいと手術して取るのが一番いい」と本人に言いました。そして、富山の病院で手術して患部を取って、また私のところに来た。そうしたら、取ったおかげで腫瘍マーカーはまたグッと下がったのだけれども、まだ正常値までいっていない。

それで「先生、何かありませんか」と言うから、「じゃあ、今度新しいのがあるから」と、この11-1を出したら、あっという間に、次に来たときに正常値に入ってしまった。本人は至って元気。「これはいい」と言うのです。

それからもう2年ぐらいになりますが、3カ月にいっぺんぐらい富山から来ます。私が診察してデータを見て、この病院で「下がったね。ああ、いいね。お薬、どうする?」と言うと、「11-1を4箱ください」とか「5箱ください」とか、処方箋ではないようです（笑）。何か買って帰るという感じで、すっかり気に入ってしまっている。

村松　11-1というのは自己免疫力を上げる乳酸菌系のサプリですか。

帯津　サプリです。元は長野県のぬか床です。あるところで代々ぬかをつくっている、そのぬか床から採った。

それでその人は本当に喜んでます。

村松　11-1はお医者さんの処方がなくても、薬局とかでサプリとして買えるのですか。

帯津　薬局ではまだ買えないかもしれない。でも、個人的にどこかから手に入れている人もいるから買えるとは思います。

それからもう一人言うと、前立腺がんは、いま日本でも多いですよね。前立腺がんで最初の治療をやった後、腫瘍マーカー、PSAというのですが、それが少しずつ上がってくるのです。でも、本人はホルモン剤だとか抗がん剤は使いたくないと。何とか気功をやったり、漢方薬を出したりしてやっていたのだけれども、ちょっと上がってきた。

そこで11-1を出したら、ピタッと止まりました。11-1の常用量は、1日3包です。そしたところが、サプリメントだって結構値段が高いから、私はなるべく少なめに使う。そして、その人は2包、朝晩飲んでいた。その人に「あなた、これだともう一包増やして、1日3包にするともっと下がるかもしれないぜ」と言ったら、「でも、経済的な理由もやっぱり免役に影響しますので……」と（笑）。

だから、「うん、それはそうだ。じゃあ、このままいこう」と。このままいって、今ぐずぐず波はあるけれども、でも、本人はこれでいいと言っています。検査値が高くても、どんどん高くなって死んでしまうのではないのだから。

そういうふうに一人一人微妙なところはありますが、そういうことで免疫の働きはまだ完成している状態ではないけれども、それに対して、自然治癒力というのは先ほど言ったように傷が治るのと同じで、それこそ治癒力ですからね。

本当に「自然治癒力」を高める方法というと、うちの場合は「気功」があります。あとは、自然治癒力につながるのが、「証」に合わせて漢方薬とか、「証」というのは命のゆがみのベクトルのようなものです。要するに量と方向を間違えないで下ろしてやればいいわけです。そういう意味で気功だとか漢方薬だとか、それら、いろいろ驚ろくようなことをやっている人がいますが、「これでよくなった」という、やはり気持ちの問題とか大きいのですよね。

そういう意味では免疫系、自然治癒力。自然治癒力がもう少し測れるようになればいいですね。免疫はある程度、腫瘍マーカーなんかで測れますが、自然治癒力はそういうのがないから、今のところ、まだ暗中模索で、「ああ、これはやっぱり自然治癒力だな」と認識できるという程度です。

でも、将来、自然治癒力の阿頼耶識、免疫系で使われているリンパ球などは一切使わず、「場のエネルギー」を高めるだけで治っていけば、一番の「霊性の医学」になるのですけれどもね。

村松　まさにそうですね。

11-1は腸内に働いて腸内細胞環境をよくしてくれて、そうするとドーパミンやオキシトシンの生産量を上げて、それで免疫が高まってという感じでいいのですか。

帯津　うん、一つはね。もう一つ、腸内細菌叢といって100種類ぐらいの細菌が住んでいて、いい細菌、悪い細菌、間の日和見の細菌とあるのだけれども、いい細菌が増えることが腸内の環境の、それこそエネルギーが上がって、病気が抑えられるわけです。それに11-1みたいな乳酸菌系のものは腸内環境を整えることによって、腸管免疫というぐらい腸管の粘膜に免疫細胞が結構あって、それが働くのです。だから、腸管免疫を高めていく。そういうことで効能はうたっています。

自然治癒力を高めるために、患者に勧めていること

村松　患者さんが自然治癒力を高めるために先生が勧めていることをもう少し詳しく教えて下さい。

帯津　気功や太極拳などをわりと勧めます。

勧めるのと同時に、例えば大きな病院で手術をしたり、抗がん剤をやったりして、よくなった人が再発を防ぐために、「あまり西洋医学の激しい薬は使いたくない」と言ってやってくる人が多いのです。そうすると漢方薬と、ホメオパシーとサプリメントあたりをあげて、「あなた、全部やるのは大変だし、お金もかかるし、どれか直観的に選んで」と言うと、こういうときは直観が大事で「あ、これで」なんて言う。

それで始めるのですが、そうすると結構いいです。それから、先ほども申し上げたように、他院で手術や抗がん剤を勧められて、「来月からやります」と言っているのにやりたくなくて、私のところに来て「ほかにないか」と言う。「それは次善の策はあるけれど、でも、あなたの年齢とか病状を考えると1回は抗がん剤をやったほうがいいと思う。副作用があまり強かったらやめればいいのだから」と言うと、「分かりました」と

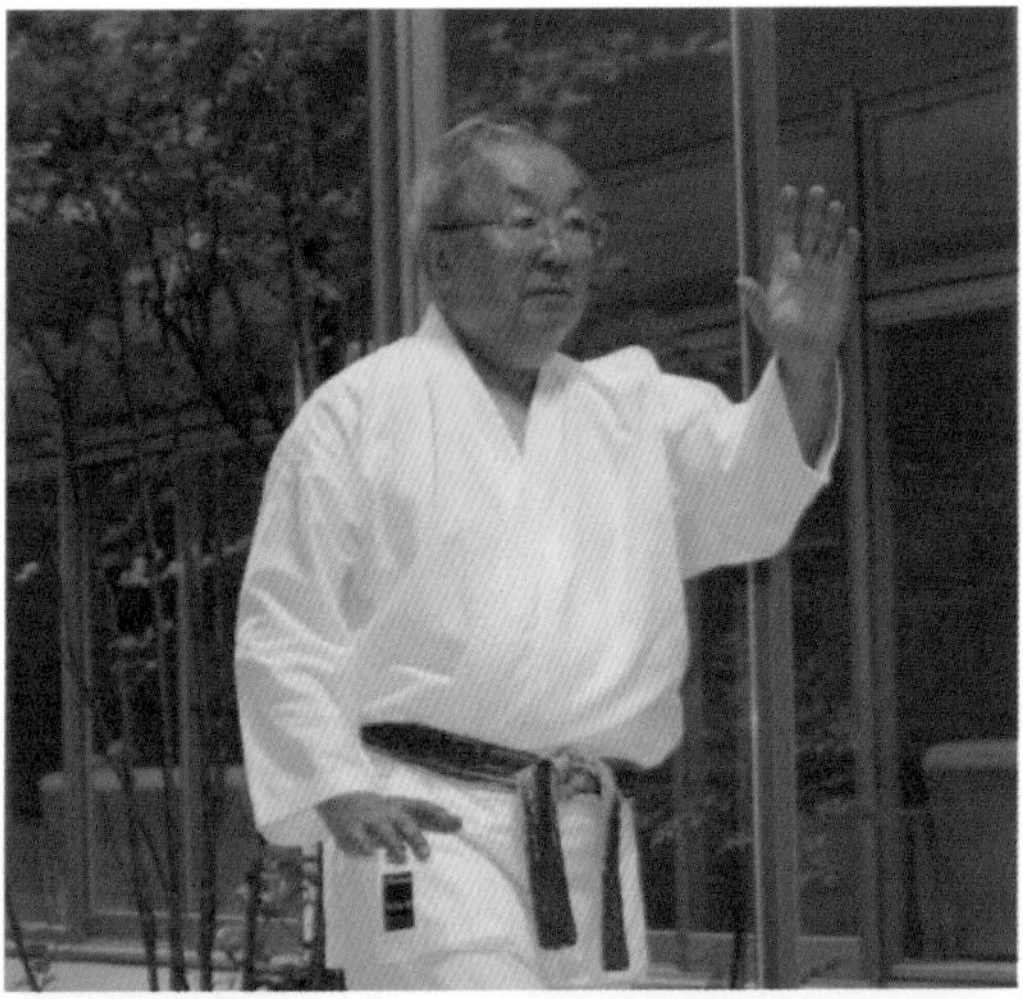

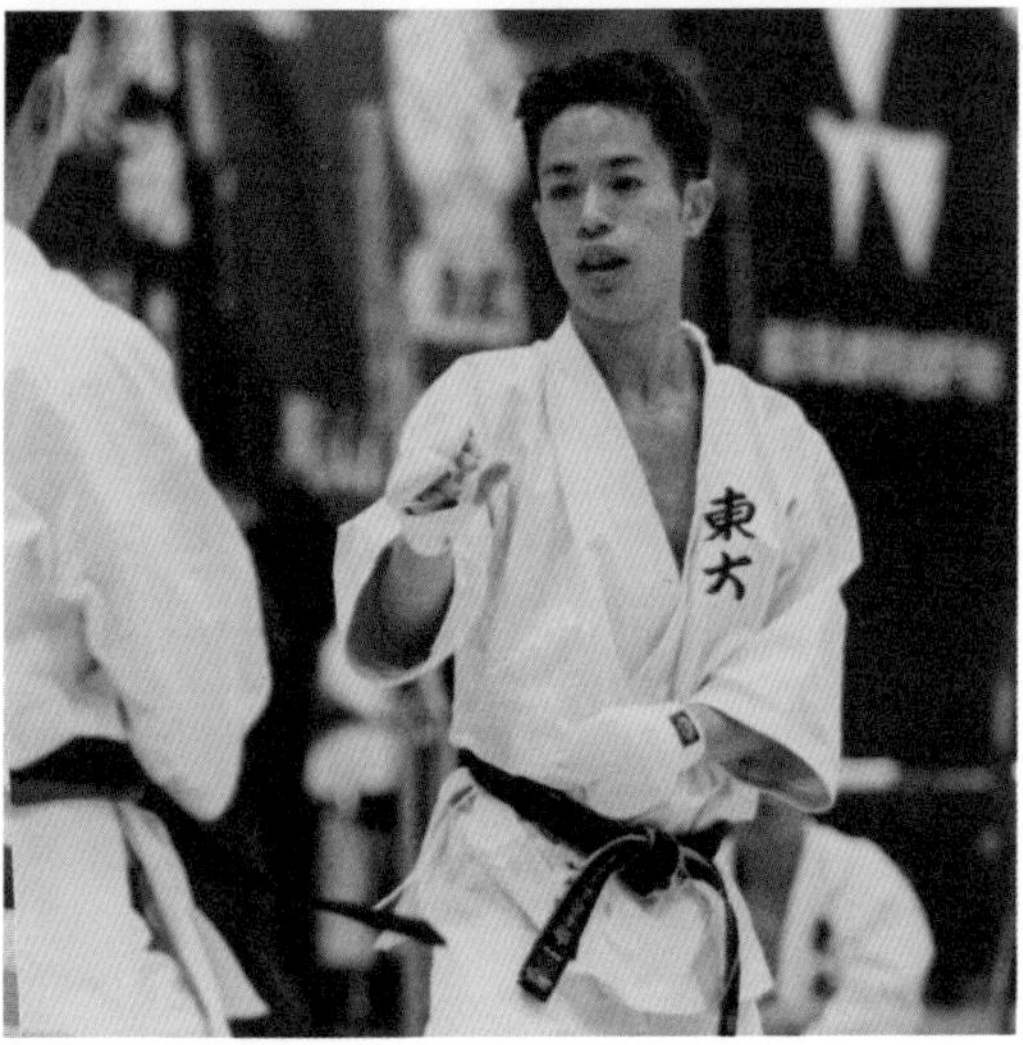

1回帰る人もいるし、「いや、もう絶対そっちはやりたくない」と。「じゃあ、あなたがやりたい方法でお手伝いするから」というのでやるのですけれどもね。

それから、これはこんなことを本人に言うと怒られてしまうけれども、気功をやりに入院してくる人がいます。遠くから通ってくるのは大変だから、入院させてくれと。「いいですよ」と。ただし、気功を覚えるまでだから2週間ぐらいの入院期間で、その間に基本を覚えて、あとは通ってくればいいからとやります。

村松　病気ではないけれども、いらっしゃるのですね。

帯津　そう。この間も下咽頭がん、喉のがんです。それの再発で苦労して、私のところに来て、「私は何か気功が気に入っているので」と言ってとにかく入院しました。それで毎日、病院のベッドから出て、気功を朝昼晩とやったり、いろいろなのに参加したりして、この間、退院していくときに「私はやっぱり気功で治したい。この病院で、気功で治したいから、また入院頼みます。少したったら入院希望しますから」と帰っていきました。

そういう人もいるし、面白いのは、この前も台湾の友達が、友達といっても別に学校が一緒だとか、そういうのではないのです。日本に留学していた人で日本語が上手なものですから、これがつくった酵素、免疫力を高めると。そういう基礎的な研究をやって、それを私のところにいっぱい送ってきて、試しで使ってくれないかと。

こういうのを患者さんに試すというのは、「効く・効かない」の前に、安全であるかどうかというのが分からないと、あれを飲んだらおかしくなって、どこかの病気が出たと言われても困る。だから、私はいつもそう頼まれたときは「すぐには使えないよ」と持ち込んだ人に言うのです。とりあえず私が飲むと。私がしばらく半年とか飲んで、それで安全だと。

村松　「私」というのは先生がですか？

帯津　ええ。安全だというのが分かったら使うからと。この台湾のは1年ぐらい私、部屋に置いておいて、時々つまんで飲んでいたのです。それで何でもないから、この間、患者さんに、その下咽頭がんの人も含めて何人かに2カ月分ぐらいサンプルをあげました。タダで、しかも私が1年間飲んで試しているから、安全は間違いないですからね。

みんな、タダと言うとうれしそうに（笑）、いや、この世界はお金がかかっているから。何だかんだといってお金がかかるでしょう？　保険薬だって金がかかる。それでうれしそうにして、それだけで免疫力は上がってきます。

だから、本当に患者さんに喜んでもらうというのが一番。先生の概念図もそうだけれども、本当に愛と感謝。そして歓喜、悦びですね。

村松　そうですね。そうしますと、免疫的な治療としては11－1のようなサプリ、それから自然治癒力を高める方法として先生がとられているのはサプリの他に、ホメオパシー、漢方薬、気功などですか？

帯津　ホメオパシー、漢方薬、気功とありますが、気功に一番力を入れています。太極拳も気功の仲間として使っています。

村松　それで愛と感謝、歓喜みたいなものがそこにプラスされてくるわけですよね。それが自然治癒力を高めているのだという考え方でよろしいですね。

帯津　そうですね。

村松　分かりました。

ただ、これがなかなかエビデンスというのが結びつかないので、西洋医学の主流の方々は、なかなかとっつきづらいところがあるのですよね。

帯津　そう。でも、実績というか、見ていると、そういういい人たちが喜んでいるのを見るのはやっぱりいいものですよ。

村松　そうですよね。でも、昔の日本人は自然治癒力というのがあるのを知っていたし、愛と感謝で生きることとの大切さを理解していたのですね。

利他ですよね。利他の心、人のためにという。

やはり新年の目標でも、「ダイエットします」とか「何千万円ためます」という目標なのか、「自分を生かして、皆さんのお役に立ちます」というのかで、利己と利他に変わってきて、そうすると雲の下側の目標なのか、ZPF側の目標なのかで、叶い方が全く変わってきますよね。

キーワードは、「天の意志のもとで働きます」「最高の自分を発揮します」

村松　医療もそうですし、精神的な部分でも、本当に雲の下側にいるのか、ゼロポイントフィールド（ZPF）側にいるのかで全く変わってきます。

だから、お客さんがうちのセミナーに来る前は、家族のためとか、稼がなければならないからという思いでお仕事をするのですが、だんだん深まってくると、「天の意志のもとで働きます」というワードがあり、その言葉で生きるようになります。

帯津　いいですね。

村松　試しに、こんなことをしてもらいます。Oリングテストと同じですが、Aさんは、自分の両手のこぶしをタテに重ねて、グーッと押さえます。Bさんは、それを、両手で力で引き離そうとします。Aさんは、「私は食べていくために働きます」と3回言うと、こぶしは、簡単に引き離されてしまいます。

次に、今度は、Aさんは、「私は天の意志のもとで働きます」と3回言います。すると、Aさんのこぶしは、固くくっついたまま、Bさんはひき離すことができません。

Oリングと同じで、それを言うと、本当にZPF側からの意識がどんどん入るのです。『開華』トレーナーさん達には、「朝起きしなに、これ、3回言うんだよ」というような指導をやらせてもらっています。

「ああ、また仕事か。何かしょうがねぇやな、食ってくため」みたいな意識が、雲の下側ですが、そもそも私たちは命をいただいているので、命が自分を生かしていく側に入ったら、すごく後押しがくるから、「天の意志のもとで働きます」と言っていくと、すーっと力なく頑張らずに運ばれるのです。

帯津　なるほど。

村松　子どもたちには大会に出るとき、「世界のために最高の自分を発揮します」と唱えてもらいます。「頑張ります」よりも「最高の自分を発揮します」だと、どんどんどんどん戦績、成績が出ています。

帯津　子どもさんのときから、そういうことになじんでいるのはいいですよね。

養生のためには、「ときめく」ことが大切！

帯津　それから私は、入院してきて戦略を立てるために戦略会議というのをやります。二人きりで。

村松　患者さんと？

帯津　ええ。患者さんの部屋に行きます。みんな個室だから、隣の人に遠慮することないから。それで戦略を立て、「では、これでいこう」。それでうまくいけば、そのままいくし、うまくいかなくても現状維持だったら、またそのままいく。悪かったら、いろいろと取り替えます。

その戦略をつくるときに、ものには順序があって、まず**養生**のところから始めるのです。自分でできる養生。「心の養生」と「食の養生」と「気の養生」と書いてあり、これが決まったら、では、西洋医学で何ができるか、中国医学で何ができるか、ホメオパシーをどうするか、サプリメントをどうするかというふうに決めて、一つの戦略にする。

その養生のところのトップは**心**です。昔はいろいろなことを言ったのですが、やはりこれは「ときめき」だというのがだんだん分かってきました。「心のときめき」が免疫を上げる。だから、「あなた、何でもいいからときめきのチャンスを物にしてね」と言うと、私の本を読んできている人が多いから「分かっています」と言う。

「分かっているならいい。頼もしい」と言って、次に移るのですが、中にはよその病院から「治療法がなくなってしまったから、緩和ケアに行きなさい」と言われた、と。

それが私のところにきまり悪そうに来て、「いや、緩和ケアに行けと言われたのだけど、私だって、まだ今日だって、ここに電車に乗ってきたし、ご飯も食べています。新聞も読んでいます。これでどうして緩和ケアなんですか？　先生、何か、方法あるでしょう？」と言うから、「それは科学的な根拠はともかくとすれば、山ほどある」と言うと、「じゃあ、ぜひそれをやりたい。少し入院させてもらえないか」と。

それで入院して、その人も戦略会議をやるから、その人に「まずはときめきのチャンスは逃さないでくれ」と言うと、「それは先生、無理ですよ。だって、あっちの病院やめて、こっちへ来るときに、向こうの先生から、『どっちにしてもあと6カ月の命だ』と言われた」と言う。何もそんなことを言わなければいいのですよね。分からないのだしね。

村松　そうですね。

帯津　「それで6カ月の命だと言われて、先生のところに来て入院するまでにゴタゴタしていて、もう5カ月しかないです。5カ月でときめいてなんかいられませんよ」。「それはそうだけど、余命なんていうのは、ものすごく根拠が薄弱なものだから、どうにでも変えられるから、まあ、やってくれ」、そうすると「先生はどういうとき、ときめきますか」と、逆に聴かれる。

そういう人にはちゃんと真面目に答えてあげなければいけない。それで、私はいくつか自分のときめきの材料を持っているから、それをこの人にはこれがいいなと、ちゃんとやっていくわけです。私の一番のときめきのチャンスは、私は**晩酌**が生きがいですから、最後の晩餐。「今日が最後だと思って、私は生きているのだ」と言う。

それはある本、青木新門さんという人の**『納棺夫日記』**（文春文庫）というのがあります。「おくりびと」というアカデミー賞を取った映画の原作です。その青木新門さんの本の中にこういうことが書いてある。『死に直面して不安におののいている人を癒すことができる人は、その人よりも一歩でも二歩でも**死に近いところに立つことができる人だ**』と書いてある。私は「これだ！」と思ったので、ちょうど70歳になったときに、私は「今日が最後だ！」と思って生きようと決心しました。

うちは99ベッドで、がんの患者さんが4分の3ぐらいですから、毎週一人や二人亡くなるのです。その人よりも死に近いところに立つには、「自分は今日が最後だ」と思って生きなければいけない。私は70歳になった時にそう決めた。だから、毎日、朝起きるときに、「あ、今日が最後だ。しっかり生きよう」と思って起きるのです。

これはそんなに珍しくない。結構、話をしてみると「おれもそうだ」という人もいるし、例えばソフトバンクの王さんも昔、胃がんの手術を受ける前に記者会見で、「私は大丈夫ですよ。今日が最後だと思って生きていますから」と。そういう人が結構いるのですが、それで今日が最後だと思って生きてみてよかったのが、晩酌が最後の晩餐になる。だから、今日が最後。いいですよ。

私、病院で晩酌をやることが多いです。家内はいないし、子どもたちも出てしまっている。だから診療が終わるとグラスを持ってきて、まずビールをガーッと飲むと、背筋がスッと伸びてくる。それでロックグラスに琥珀色の液体が音を立てて入ると、臍下丹田のあたりに、ある種の覚悟が生まれてくる。「よし！　あと5時間半、しっかり生きよう！」という。飲んでいるうちに、この覚悟が大きな悦びに変わってきて、本当にいい一日を過ごしたと思います。だから、毎晩ときめいている。

私はもうひとつ、実はときめきのチャンスの中に入っているのが**女性**。恋心というのが入っている。女性と飲むのが好きです。普通は、6時半に飲めるなんていうのは病院の職員としてはかなり怠け者です（笑）。しかし私は朝3時半に起きて、5時に入りますからね。朝5時から仕事をしているから、夕方6時半にはたいてい終わります。

ところが、ほかの人は朝7時半とか8時から仕事をしているでしょう？　終わっていない（笑）。飲んでいるとまず外科の女医さんが前に来て座ります。これも酒が好きで、少したつと私の古くからの右腕のような看護師がここに来て座る。最後に私のつまみをつくった営業科長がここに座る。女3人に囲まれて、これは悪くない、本当に(笑)。だから、昔の仲間なんかが久しぶりだから飲もうというと、それは懐かしいからいいのだけれども、やはり男よりも女性のほうがだんだん好きになってきましたね。そういうことを患者さんにお話しする。

それから、**太極拳**も非常にいいです。悦びを感じる。こういうなだらかな、とどまることを知らない動きがダイナミズムを生むのだと思います。やっているうちにうれしくなってきていいし、それから、**物を書く**というのもいいです。

村松　そうですね。

帯津　最初、構想がまだ決まらないうちはまだあまりうれしくもないけれども、書きだして折り返し地点ぐらいにいくと、毎日、原稿用紙に向かうのがうれしくなってくる。だから、書くのもいいということは言います。

そんなことで、その次に、心が決まって、今度は**食**に移るのですが、食は私がこの病院を始めるときに、38~39年前ですけれども、がんの患者さんにはどういう病院給食をしたらいいか。柔道で骨折した人と同じものを食っていいわけではないから、それでいろいろ勉強したら、どうも矛盾だらけです。

それでしょうがない、北京に行ったときに知り合った北京のがんセンターの先生に連絡を取って、何かいい病院食はないかと聞いたら、「では、こちらでがんの患者さんに出している漢方のおかゆのメニューを送る」と言って送ってくれた。ものすごい数、種類です。漢方といっても薬臭くない。クコの実だとか、小豆だとか、キクラゲだとか、いろいろなものが入っている。それを見て、それでスタートしたのです。

スタートして、その後、中国医学的にいうと、玄米はいいときも悪いときもあるのですね。でも、患者さんの間には玄米信仰みたいなのがあって、玄米菜食をどうしてもやりたいという人がいる。それで私は漢方のおかゆから遅れること半年ぐらいで、玄米菜食のメニューもつくりました。ただ、これはみんなに押し付けるのではなく、希望者だけ。

それをやっているうちに、今度は万人向きの食養生はないなと分かってきた。同じものでも、この人にはいいけれども、この人には何もよくない。玄米菜食をやっていても、ちゃんとがんになる人はいますからね。

村松　そうなんですね。

帯津　いま食事については、うちではあまり目立ったことはしていません。患者さんには、食事は誰にでもいいではなく、あなたにいいというのが必ずあるから、自分で「おれの食はこれでいくのだ」という理念を育ててくれと言うのです。「ただ、それだけ」と言うと「分かりました」と。

あと、気の養生は気功の道場で12種類、気功をやっています。だから、好きなのを一つか二つ覚えて帰りなさい。それで養生のところを固めて、それから治療のところに入っていく。そんなふうにしています。

心のコンクリートがほぐれることで、現れる天才性

村松　先生の病院の症例、実例を伺いましたので、うちの『開華』塾の実例をお話ししてもよろしいですか。

生徒たちも本当にそうで、自分の天才性、ゼロポイントフィールド（ZPF）側で自分が本来持って生まれた得意な分野があって、それが得意なのに、「それ、やめなさい」、反対側の「こっちやりなさい」と言われると生き生きしてこないのです。例えば、いま高校2年生ですが、中学のときに学校に行けていなくて通信制の高校に行っていた子がいます。その子は中学のときに開華塾にちょっと来ていたのですが、すぐやめてしまって、また高校のときに通信のレポートが出せないというので、また来てくれたんです。

彼はプログラムが大好きで、「それだけでいいからやりぃ」みたいに好きに特化させ

ていて、ログとか積分とかは面白くできる。できるのですが、積分の最後の分数の足し算は、彼が小学校のときにあまり勉強していないのでできないのです。それだけ天才だけれども、途中が抜けてしまっている。

ある時その彼がロボットをつくる群馬県のコンテストに出ました。何かだるまさんのようなロボットに近寄ると、「ただいまの気温は何度です。湿度は何％です」みたいにしゃべるプログラムを組んで、それをつくったら、何かの賞を取った。それも群馬テレビのニュースに出て、その大会を企業が見に来ていて彼と名刺交換して、しばらくしたら、お母さんから「村松先生、うちの子、塾やめます！」と。「えっ、何かあったのですか？」「会社に引っ張られちゃって、東京に呼ばれちゃいました」（笑）。

通信制なので学校へ行かなくてもよくて、レポートを出せば卒業できるので、東京に住み込みで仕事が始まってしまったのです。

帯津　いいですね。

村松　というのが、私はすごくうれしくて、学校へ行けてなくても関係なくて、自分の得意分野を生かしていくので、子供達がどんどん生き生きとしていくというのが大好きです。

そういう生徒もいるし、あと、大人の女性の方で、お母さんから暴力を受けて育って、中学のバレー部に入っても、顧問の先生から往復ビンタだったらしいです。その結果、とにかくやられる前にやり返すみたいなふうに強く怖く育ってしまい、結婚したのですが、旦那さんをぼろくそに言い始めて、旦那さんがアル中になっていって離婚して、また別の人と結婚しても、やっぱり旦那さんがだんだんだんだん悪化していく。「結局、私が悪いのではないか」と彼女が男女のパートナーシップを他で勉強して、良くなり始めたところで『開華』に来てくださった。

そうしたら、母親に対してとか、昔の顧問の先生に対してのすごく固まったコンクリート、いわゆる**雲の層**が**コンクリート**になっていたというのです。全く光が見えていなかったのが、「感謝行」と「自分褒め」をやることで、このコンクリートにひびが入ってきたと彼女は言っています。「光が漏れてきたのが、心の中で見えてきた」と言っていて、そのうちにバッカーンとこのコンクリートが全部ほぐれて、すごい涙モードになってくださった。

それから、愛にあふれたみたいに本人も言ってくださって、旦那さんもすごく稼ぎ始めた。本人もそこまで変わったら、お母さんが「私も開華を学びたい」と言い出した。超スパルタだったお母さんがすごくやさしくなられて、「私も何か学びたいというように母も変わってきたのですよ」と言ってくださいました。ＺＰＦ側が「そもそも幸せで平和な周波数帯」なので、やはり幸せに平和になってくるのですね。

悩みとか恐怖症というのは空の下側にあるけれども、意識がZPF側に上がってくれば、お母さんとの関係も、旦那さんとの関係も良くなって、いまは、旦那さんとは月に2回ぐらい旅行へ行くくらしいです（笑）。

あと児童養護施設育ちの人がいます。その人は気付いたら養護施設にいて、親の顔を知らない。また気付いたら「これ、あなたの妹よ」といって2、3歳の子が来て、「あ、この子、私の妹なの？」みたいな感じで、施設で過ごしていたら、お父さんとお母さんが迎えに来て、「親が迎えに来たから帰りなさい」と言われた。でも、お父さんを見たら感覚的に父親だと分かるけれども、お母さんは母親と感じられなかったらしいのです。だから、別の奥さん。

それで、そのお父さんのところに帰ったら、お父さんの暴力がすごくて、奥さんが逃げていってしまって、おじいちゃんとお父さんと私と妹で生活をしていた。でも、あまりにも暴力がすごくて、おじいちゃんも大変になって、おじいちゃんを親戚の家に隠して、本人ももういられないというので、また中学のときに養護施設に戻った。でも、養護施設でもやっぱり暴力、体罰がすごくて、ちょっと門限を破ると正座で、ほうきでたたかれるとか、あったらしくて、私はここから高校は通わないというので、住み込みで働きながら定時制に行って、その後看護学校へ進み、正看護師の資格を取ったんです。

働きながら高校、看護学校へ通う生活を9年間送って、正看護師の資格を取ったんです。でも、心のふたが、雲の層が厚すぎて、硬すぎて、お父さんの恐怖を隠していて、頑張るのですが、社長と毎回うまくいかなくて辞めるというのがあった。それで『開華』を学びはじめたときも、社長に解雇されそうな状況で来たときに、私が彼女に「あなたの中にちゃんとすばらしいものがあるから」という話をして、彼女が何かに気付いてから、心臓の動悸が止まったらしいのです。

3カ月ぐらい動悸があったらしいのですが、エネルギーがスーッと通ってから、一生懸命、「感謝行」をやって下さいました。あと、『開華』の中で、「せいで」を「おかげで」に上げる。本にも書かせてもらっていますが、お父さんに育てられた「せいで」とか、養護施設に入った「せいで」というところを、「おかげで」に、お父さんのあの暴力のおかげで私はやさしくなれたとか……。

「せいで」を「おかげで」に変えるだけで起こる奇跡

帯津　「せいで」を「おかげ」にするのですね。

村松　そうですね。養護施設で育った「せいで」だと雲の下ですが、「おかげ」では「感謝」なので、養護施設で育ったおかげで親の存在のありがたみを知ることができたとか、同じように親のいない人たちの気持ちをすごく分かるようになったとかというので、どんどん心がほぐれていった。それで、今度5月1日に訪問看護のナースステーション設立までいったのです。

なので、本当に天命で流れている川のところがあって、そこをひたすら私からも意図させる感じです。私も自分が苦しんでいる状況から、こちらのゼロポイントフィールド（ZPF）側の感覚に入ると、本当に空手の試合運びと同じで、「相手、どういう突きがくるかな」、「どういう蹴りがくるかな」みたいな感じで、「彼女は何が得意かな」、「どこが好きかな」という流れを見るのが好きというのか、「あなた、これ、できるから」という話を伝えていく。そうすると、彼女がだんだんだんだんその気になってきて、本当に行動を始めて、結局、5月1日に設立というまで、「リーダーになれるから。自分で回したほうが絶対うまくいくから」と言って、彼女も本当に柱が立ってきて、ZPF側からのエネルギーを、3次元世界にクリエイトしていく。

彼女の最終目標は児童養護施設で開華セミナーをやること。養護施設を18歳で出てしまうと、大人不信で働けなくなって、ホームレスになってしまう人もいる。その人たちに対して、ちゃんと自分の天命があるから、ミッションがあるからというのを、セミナーを開いて、養護施設の子たちが自分の本来の生き方をしていくということを、私が伝えていきたいと、彼女が本当に強く言ってくださっています。生き字引ではないですが、彼女がお手本として生き方を見せてくれています。彼女が養護施設に入っていた人生のメッセージがすごく強烈で、養護施設で育ったことを財産にし、それのおかげで養護施設の子たちに伝えられるものがある。

私が養護施設に行っても分からないので、たぶん響かないのです。でも彼女が話をすることによって、すごく伝わるし、泣きながら振動数が伝わるというのか、感動的に伝わると思います。ゼロポイントフィールド（ZPF）側だよ、阿頼耶識側だよというところを振動数で伝えていく。子どもたちも大人の方々もこの低い振動数側の感情、**恨み**とか**悔しい**とか、**許さない**とかという側よりも、**お役立ち**とか**感謝**とか、**おかげで**という側の振動数でいくと、人生がスーッと進んでいくんですね。

帯津　とてもいい話ですね。

村松　『開華』で学び始めてから半年、1年で実際に会社を辞めて社長になっている人もいらっしゃいます。事業所を立ち上げて、知的障害とか身体的障害の子どもの訪問介護の施設をつくった夫婦です。その夫婦も奥さんが多発性硬化症で歩行が困難な状態でした。2015年、東京女子医大に行って点滴を打って、その帰りに私のセミナーに来てくださったのですが、両手で杖をついて、やっとの思いで歩いてこられた。セミナーが終わった後に、「じゃあ、みんなで写真を撮りましょう」みたいに話をしていたら、彼女が普通に杖なしでスタスタスタスタと歩いてきて、本人もびっくりして「歩ける！」（笑）。

その二人で独立して、子どもができない家庭だったのですが、旦那さんのほうが、「すべての子どもたちが、私たちの子どもだから」という価値観、家族的な愛深い社長になられて、いま従業員が5人で、まだ設立1年ちょっとですが、売り上げも2倍、3倍近くも上がっています。

自分本来の生き方をしていくということが、この人間層のいろいろな感情、子どもが生まれないせいでとか、病気のせいでではなくて、病気になったおかげでとか、自分がサラリーマンでいろいろ不満があったおかげで社長になって、自分が道をつくっていくというふうに、「せいで」を「おかげで」に変える。そこで、ミッションがZPF側から入ると、本当に軸が立ってぶれなくなるのですね。そうすると本当に自分軸で彼らがどんどん動いてくれるので、すばらしい世界が広がっていくなと感じます。

医者ではないので、本当にうつが治るとは言えないのですが、消えます。30歳ちょっとの女性だったのですが、セミナーに来る前は大量に抗うつ剤と睡眠導入剤を飲んでいた人が、セミナーに2日間出られて、2日目のお昼にすごく泣いてくださった。エネルギーが出て、トレーナーさんと「感謝行」を4週間続けられたんですが、セミナーの翌日からやけ酒を飲みたくなくなったと。薬も飲みたくなくなって、「今うちに薬、大量に余っているんですよ」みたいな感じで、本当に自然治癒の躍動感ですね。生命力あふれる側になってきます。

帯津　先生はそういう人をとにかくいい状態に導いて、それで医者なら治療費が入るけれども、そういうのは？

村松　セミナーに来てもらうので、セミナー費をいただいています。

帯津　なるほど。セミナーを受けてもらうということでね。個人個人では大変だなと思ったのだけれども……。

村松　20人とか40人のセミナーの中でやっていってですね。

帯津　いや、いい仕事をしていますよ。

村松　ありがとうございます。今は本当に生かされている感、運ばれている感がすごくあります。それまでは父が社長で、社長のせがれとしてやっていて、お父さんのようにならなければいけないとか、社員にいい社長でなければいけないみたいな、どう見られているかというふうに、自分を封印して生きていたので。

「認知症」は、病気ではなく、老化現象！

村松　次に認知症についてお尋ねしたいですが。例えば人生の目的意識がない人が認知症になりやすいとか、そのようなことに相関関係があるのか。そもそも認知症にならないためにどのように生きたらいいのかとか、帯津先生は、どのようにお考えですか？

帯津　認知症は、神経内科や脳外科の先生が扱う分野だと思っていたから、私としては対岸の火事みたいに見ていました。ところが、あるときに、ちょうど『週刊朝日』に「貝原益軒養生訓」を連載していたときに、はっと気が付いたのです。**認知症**は病気ではないのではないか。**老化現象**だ。

病気的なところもあるけれども、老化現象的な人もいるのではないか。そうなると、これはホリスティック医学として少なくとも、治療はともかく、予防はある程度協力しなければいけないと思って、いろいろ勉強を始めたのです。

もちろん書物だけの勉強ですが、それで少しいろいろなところで講演する中でところどころ発言していきました。それは認知症の脅威が、ちょうどがんの脅威と同じように一般の人の間に盛り上がってきていたのです。だから、認知症は老化現象だということで、それでどうすれば防いでいけるかということをいろいろお話ししていたのです。

ただ、老化現象だとすると、いつかはこちらもやられてしまうので、だから、「アンチエイジング」なんて言ってもしょうがないのだ。いつかやられるのだから。倒されるところまでできるだけQOLを保ったままで、最後に倒される。それでいいのではないか。そういうことでいろいろ探っていったのです。

そうしたら、『週刊朝日』さんが、私がそれをしゃべっているのを聴き、「養生訓」の連載が1年間で終わったら、今度はもう1年、「認知症の予防」をやってくれと言う。まだ勉強したてで自信はなかったのですが、「まあ、やりますか」というのでやって、いろいろ試行錯誤して1年間書きました。

その中で結局は認知症の予防といっても、私の**がんの予防**はそれこそ一生懸命考えて、今までやってきて、やはり似ているところがあります。となると、がんもある程度**老化現象**かもしれないと逆に思うようになったのですが、それでどうするかというところで、私はアンチエイジングというのはむしろむなしい。いつかやられるのに逆らってもしょうがない。だから、逆らうにしても非常に上手に逆らい、生を全うする。それでいいのではないかと思っています。

それで「アンチエイジング」ではなくて、「ナイス・エイジング」だと1回書いたのです。

村松　ナイス・エイジング！

アンチエイジングより、ナイスエイジング！

帯津　そう、ナイス・エイジングとね。別に深い意味はなかった。ただ、アンチに対しナイス・エイジングがいいだろう。そうしたら、それを編集部が覚えていて、また1年たったら、もう1年やってくれというから、「私、今度、何やるのですか」と言ったら、「ナイス・エイジングのすすめ」というのでやってください。

いや、ひょうたんから駒というのはこのことだと思ったのですが（笑）、それで今、やっています。もう半分まで来ました。半分来たから、何とかいけるかと思っているのですが、ナイス・エイジングというのは**老化**と**死**というものを1回認める。これは自分たちの定めである、あるいは自然の摂理であるということです。老化と死を認め、その上で、その範囲でなるべくＱＯＬの高い生き方をするということでいいのかと思ったのです。

ナイス・エイジングという言葉は、別に私が考えたのだなんていう大げさなものではないし、今までアリゾナのアンドルー・ワイルさんは、ヘルシー・エイジングという言葉を使っています。でも、ヘルシー・エイジングというのはちょっと浅いなと。ナイスのほうが深いかなと思ったのです。

それでいろいろなことを考えてきたのですが、一つよりどころになったのは哲学者の池田晶子さんです。慶應の哲学科を出て、46歳で腎臓がんで亡くなった池田晶子さんの遺作『死とは何か』（講談社）という本です。

それに非常にいいことが書いてあり、読んでみると気に入ったのは、要するに「この世の時空の中で絶対的な老化と、そしてその先にある死をそれとして認め、そして受け入れるからこそ、人の魂は成熟と風味を増します」と書いてあるのです。そしてなお、「老化と死を受け入れるからこそ、その先を見ることができる、見通すことができるのです」と。だから、「アンチエイジングなんていうことにうつつを抜かしていたら、もったいないことだと思いませんか」と書いてある。これはいいことを言っているな。

村松　先生の記憶力もすごいです（笑）。文章がさらさらと出てくるのはすごいですね。

帯津　いやいや、好きな文章は何回も見るから覚えるのですが、これ、この先にこう書いてあるのです。「ソクラテスは言いました。人生の目的は魂の世話を焼くことです」と。

自分の魂の世話を焼く。私はこれこそ言葉は使っていないけれども、アンチエイジングではなくナイス・エイジングだ。それで、それをやろうじゃないか。

健康寿命を果たすには、「栄養」「体力」「社会参加」

帯津　それにはどうやっていくか。やはり、まずは健康寿命を延ばすということで、いま健康寿命は、「栄養」と「体力」と「社会参加」、この三つを果たしていくというのが健康寿命です。栄養を十分取って、体力的に衰えをなるべく避け、そして社会参加は常に心掛けている。

ですから、昔のがんの予防法と大いに違うのは、例えば「栄養」を考えるとBMIという太り方、あとはコレステロール、アルブミン、ヘモグロビン、この三つがタフな人たち。だから、コレステロールも高いほうがいいですよね。そういう食事の選び方をする。

「体力」的には下半身がしっかりしていないといけない。下半身がしっかりしていなくて活動範囲が狭まると、すべてが老化のほうに進みます。だから、下半身をしっかりやる。

そういうことを考えると、まず栄養では従来、がんの予防でいけないとされていた肉類とか、こういうものも、いいタンパク質を取る。牛肉が一番いいわけです。それから、コレステロールもある程度高いほうがいいから脂質も取る。そして下半身を強くするためには、まず太極拳がいい。小脳の機能を保つためには、太極拳は片足立ちが続きますから。もう一つは牛肉で筋力を高める。衰えさせない。

あとはカルシウムです。カルシウムは小魚だとか乳製品だとかいいますけれども、私がハッと自分の食生活を考えたら、私は毎晩飲んでいますが、毎晩出てくるのは湯豆腐と刺身です。あとは少しずつ変わりますが、絶対に欠かせないで毎日出てくるのは湯豆腐と刺身。真夏でも湯豆腐ですが、その湯豆腐のだしは昆布です。湯豆腐は昆布だしと決まっていますから、その昆布のカルシウムがものすごくいいのです。

だから、私は50年ぐらい湯豆腐を食っている（笑）。これがいいと、昆布だしをみんなに勧めている。私は病院でいつも飲むし、夕べも湯豆腐で飲んでいる。そうしたら、つくってくれる、うちの栄養科の昔の科長が、私が昆布だしをどこかで強調して書いたら、早速読んでいて、湯豆腐のつゆを茶わんにすくって出してくれるのです。だから、ウイスキーを飲んで、チェイサーの代わりに昆布だしを飲むのですね。これは非常にいいと思います。

ですから、そういうことで健康長寿を狙いながら、そして、その中には大いなる悦びが大事だし、大いなる悦びはがんの予防にも自然治癒力、免疫力を高める上で一番の要因ですよね。だから、そこのところはがんとピタッとくっついているのですが、認知症の予防は悦びだけでは足らないので、コミュニケーションが必要。どなたかとのコミュニケーション。

そうすると私が結論として、これがいいと言ったのは、自分が憎からず思っている女性と毎晩飲むということ。1人でなくていいのです。何人か交代しても、1時間半ぐらい、たわいない話をして飲んで、最後はハグをして別れる。これが認知症の予防には一番ということをどこかに書きました（笑）。

村松　読みました（笑）。

帯津　そういうことを考え、これは老化現象だから、いろいろ予防法を考えていく。いつかやられるのだから、あまり頑張らないで、老化と死を認めた上でそれに至る道を自分なりにつくっていけばいいと思うのです。今、そう思っています。

村松　肉体面をつくっていくという上で今のお話があって、社会参加をしていく。大いなる悦びというのは、例えば性的なものなのか、それとも何か達成感とか役に立ったとか。

帯津　そうですね。がんの予防で大いなる悦びというのは、患者さんに、さきほども言ったように「ときめき」の話をするわけです。「今日が最後だ。しっかり生きよう」と晩酌すること。ものを書くこと。太極拳をすること。そして女性ですね（笑）。私のときめきは…という話をするわけです。

村松　ありがとうございます。そうすると、そういう大いなる悦びをいつも感じていれば認知症になりにくいということですね。

帯津　そうですね。要するに健康寿命ということで、認知症も含めて、健康上の理由で日常生活が妨げられないということが健康寿命です。がんがあっても、例えば肺に転移が1個や2個あっても日常生活、ちゃんと仕事をして、夜晩酌をやっていれば、これも健康寿命です。一病息災、二病息災とよく言いますが、そういう意味でそういうことを心掛けていくというのが、がんの予防にも認知症の予防にもいいと思います。

村松　そうすると社会運動というわけではないですが、概念、パラダイムシフトを起こすのに、そもそも私たち、40代、50代ぐらいの方々が「親の介護をしなければいけない。そもそも介護はするものだ」というよりは、とにかく「大いなる悦びを味わってもらおう」という側に概念が変わってくると、認知症もだいぶ減りますよね。

帯津　そういうことです。だから、必ずチャンスを物にしてくれと言うのです。

村松　そもそも認知症になられた方々の若いころというか、働き盛りのころにどういう思いをしていたかの概念で、そのまま70代、80代になったときに、「まあ、人生こんなものだろう。しょうがないだろう」と思ってお仕事をしているのか、自分のわくわく、躍動感でお仕事をしているのかで変わってきますよね。

帯津　ええ。認知症も、アルツハイマーとか、レビー小体とか、血管系とかいくつかありますが、例えば血管系の認知症は一つ脳梗塞のようなもの、動脈硬化が基本にあるでしょう？　だから、動脈硬化とか脳梗塞を防ぐようなライフスタイルをつくっていく。

それから、アルツハイマーは、タンパクが神経細胞の周りにたまったり、中にたまったりする。βタンパク、タウタンパクという。レビー小体は、また違うαシヌクレインというタンパクがつくるのです。特にパーキンソンのときに関与する脳幹部のところにそういうものがたまると、パーキンソン的な症状を伴った認知症になってくるわけです。

それぞれみんな違うのだけれども、みんなやはり老化現象であることはどれも変わらないし、老化現象であれば、やはりそういうふうにして、老化と死を認めた上で悦びをできるだけちゃんと逃さないでいく。そして、ナイス・エイジングをやっていってもらえばと思います。

村松　では、生きがいを持つとか、大いなる悦びを持ちながら過ごしていきましょうねということを、どんどんどんどん、私も広げていけばいいですよね。

帯津　ええ。意外と老化と死を認めるといっても若い人には無理ですから、40代50代の人に老化と死を認める……、やはり70代ぐらいになると、人間よくしたもので、わりあい平気です。だから、私の周囲にも今日が最後だと思って生きているなんていう人は、時々いるのですよね。そんなに珍しくない。誰にでもできることだしということで勧めています。

村松　イメージがつきました。ありがとうございます。

命のエネルギーの低下を回復するのが「自然治癒力」

村松　帯津先生の本によく書かれている「場のエネルギー」、「命のエネルギー」について、お願いいします。

帯津　場については、まず私がホリスティック医学を目指したときに、**体**と**心**と**命**を全部一緒に捉える。**体**は目に見える、ここに映って目に見える。**心**は脳細胞が関与している。**命**はどこに行っている。命はどこだろうというときに、命は体の中の内なる生命場のエネルギーであると。体の中には場がいくつもある。外にある電磁場もあれば、重力場もあれば、いろいろな素粒子に対応する場もある。

しかし、命に関する何らかの物理量が、例えば中国医学でいう「気」でもいいのですが、「気場」と言ってもいいのですが、気はまだ科学的な証明が十分ではありません。だから、気場というのは早いので、「生命場」と私は呼ぶことにしたのです。命に直結するような物理量が場をつくっている。そのエネルギーが命であるということです。

そして、その命のエネルギーが何らかの理由で低下したときに、これを回復すべく、その生命場に本来的に備わっている能力が「自然治癒力」であるということにしたのです。

そういうことで西洋医学の限界を私が感じたときに、西洋医学の限界はどこにあるのかと思ったときに、西洋医学は病気の局所を非常にしっかり見るけれども、周りとのつながりを、目に見えないからこそつながりを見ようとしないのです。しかし、それはやはりそこにつながりのネットワークがあった。

そう思っていたら、場の権威の清水博さんに会ったときに「帯津さん、東洋医学は何の医学だと思いますか」と言うから、これは前にしゃべったと思うのですが(33頁)、「いや、これはエントロピーの医学だ」。それは清水さんの本に書いてある。エントロピーの医学。だから、そう言えば、絶対「うん」と言うに決まっている。そうしたら、「うん、それは間違いではない。だけど、私は場の医学だ」。

それで私はそのネットワークの網の目をずっと細かくしていくと場になると思ったのです。そうすると「命の場」というものがあって、その**エネルギー**が**命**。そして、その命の場が、脳細胞を通して外部に表現されたものが**心**だと。心の本体も**生命場**なのです。

「場のエネルギー」と「命のエネルギー」は、影響し合う

帯津　そして、**体**はというと、これは福岡伸一さんが言ったのだけれども、「体は命の流れの中にできた淀《よどみ》」だという。よどみと言っても、悪い意味で言っているのではなくて、くずだとか、そういうことを言っているのではないのです。ただ、物理的によどみだと。私もそれでいい。

そうすると、人間丸ごとというのは、本体は場なのだということで、そして場のエネルギーを高めていくということを考えていけばいいだろう。

それから、場のエネルギーについては、われわれちょうど村松さんの著書『自分発振で願いをかなえる方法』で、言っている発振する自分の波も、同じようにやはりここだけに集まれば、そこは場ができていると。その場のエネルギーを、共有する「場のエネルギー」を高めていくことによって、われわれの内なる「生命場」もつられて高くなる。

そうすると、また「場のエネルギー」が高まる。いい循環が起こってくると思います。

だから、よく私がホメオパシーの診断などをやっていると、患者さんがいろいろな悩みを言う中で、どうも職場の環境が悪い。いろいろな対人関係でくたびれてしまう。どうしたらいいだろうと言うから、それは職場も「場の営み」なので、あなたも当事者だから、職場の「場のエネルギー」を高めるように自分でも努力しないと駄目。自分も努力して、人も努力して、みんなで盛り上げる。それはいつもうまくいくとは限らないから、どうしても盛り上がらないときは逃げ出すしかない。いよいよとなり、これは駄目だと思ったら、もっといい場に逃げろと言うのです。

しかし、いろいろなエネルギーのいい「場」に身を置くことがやはり必要なので、その「場」はこの「場」、この前もお話ししましたが、これは虚空につながっている。そして、「場」の階層があるから、われわれはそのいろいろな階層に同時にいるわけです。そうすると、村松さんのパラレルワールドと同じで一度にいろいろな「場」にいるわけですから、そういうことでこの「場」という考えを大事にしていかなければいけないのだろうと思っています。

第3章 これからの未来を悦びに変えてゆくために！

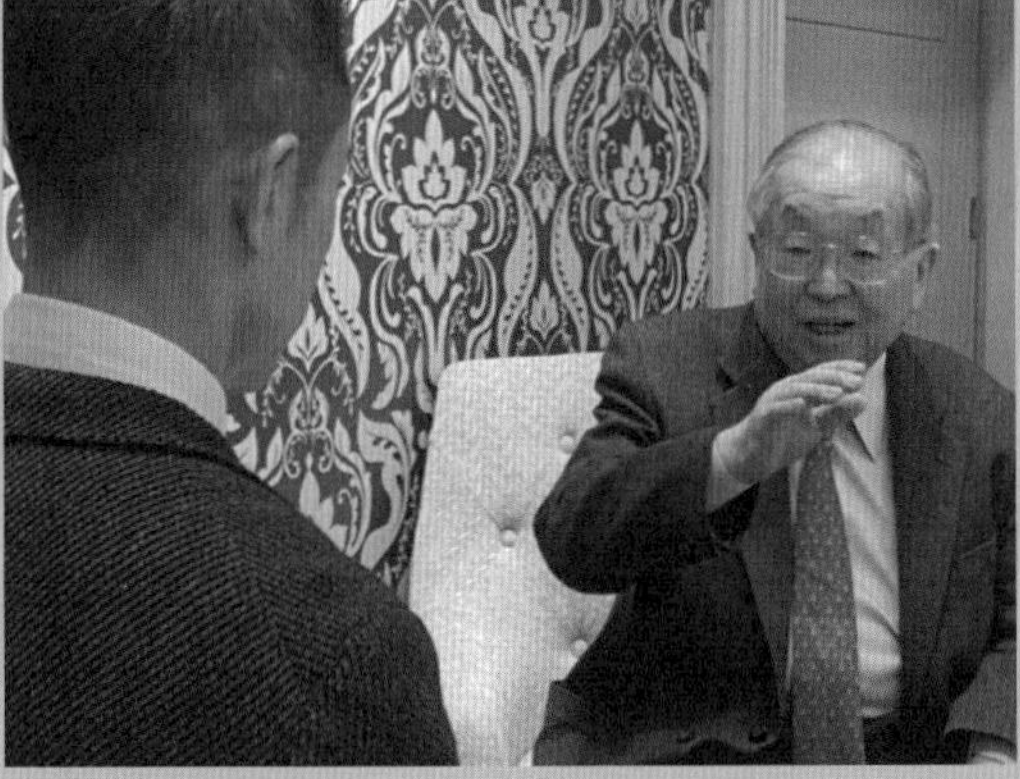

周波数の高いゼロポイント側を響かせれば、歓喜につながる！

村松　まさにおっしゃるとおりで、その生命エネルギーをゼロポイント場と表現していいですよね。私たちをつくる素粒子の生まれ出る源がゼロポイントフィールド（ＺＰＦ）場で、そこから全部、すべてのエネルギーをもらい受けています。この机もお水も全部素粒子ですし、胃も心臓も全部、素粒子でできていて、素粒子がゼロポイントから生まれているから、そのＺＰＦという場から全部の物質が生まれてきている。先生がおっしゃったよどみもまさに「振動数が下がってきた結果が、この肉体になっている」ということですよね。

　命の源を生かすというエネルギーが、ゼロポイント側から発動して、私たちの心臓を動かしてくれているとか、消化活動をしてくれているというのが、この量子力学側から見た感覚ですよね。先生のおっしゃる全部、階層ごとに分けるというのも素粒子レベルの層、ヒモレベルの層、ゼロポイントレベルの層ということです。素粒子レベルの層にも、電磁場とか電気の場とか、重力場とかクォーク場とか、それぞれ層があります。

　そして、その素粒子の層の電磁場であるフォトンのところにいろいろな感情があって、その感情が、振動数が低いものが多いと、その結果、変な体をつくってしまったり、変な萎縮を生み出し、その場をつくるから、人間関係も仕事の関係も悪い場になってしまう。

それで私たちが「振動数の低い側」を選択するのではなく、先生のおっしゃった「大いなる悦び側」を選択してあげれば、幸せとか自分は役に立っている感とか、そういう側を響かせてあげれば、そのエネルギーで職場がいい響き合いをする。ベルクソンさんのおっしゃっている歓喜があふれ出るというのが、このゼロポイント側からの本来の躍動感ですよね。そうすると認知症もなりにくくなりますよね。

認知症の人ががんになりにくいのは、ストレスが少ないから？

帯津　認知症といえば、この間、私の高等学校の同級生の大井玄さん（東京大学医学部名誉教授）と対談したのです。

そのときに「認知症の人にがんが少ない」と、私のほうから言うと、がんの人に認知症が確かに少ないのです。どういうことだろうということになって、やはり認知症になって、いろいろなストレスに対する感受性が希薄になると、がんになりにくくなるのではないかということが一つ。それから大井さんが言うには、どうも認知症の人はあの世に時々行くみたいだと。だから、あの世とこの世がつながっているところがいいのではないかと言っていましたが、確かにそういうこともある。

村松　認知症の人があの世に行きやすいということですか。

帯津　行って、また帰ってくるとかね。

確かに、うちの患者さんの中で認知症、「あれ？　この人、おかしいな」という人はそんなにいません。がんなんていうのはストレスだから、認知症の人は本当の意味での、われわれが日常的にぶつかるようなストレスは感じていないのだろうと思います。

しかし、長い人生の死生観とか人生観とか、そういうことになると彼らがどう思っているか。これは普通の人よりも不利だと思うのですが、その辺は難しいところですね。

村松　がんの方に認知症が少ないのは、ストレスとか、いろいろ考え事をしているから認知症になりにくいということですね。

帯津　ええ。

村松　いいのか悪いのか（笑）。

帯津　そうなんです。

村松　両方ともない、がんも認知症もない人は帯津先生のような方（笑）。

帯津　それが一番いいのですけれどね（笑）。
村松　いつも朗らかで、悦びで、お役立ちで……。
帯津　でも、いずれは死ぬわけですから、その辺のところはあまり欲をかかないで、ほどほどでいいと思わないと（笑）。
村松　だから、悩み考えず、明るくということですよね。認知症になってしまうのは、生活習慣とマンネリとかですかね。
帯津　そうですね。それとやはり認知機能もやはり寿命が衰えていくわけですから、ある程度しょうがないので、ただ、パタッとならないで、できるだけ引き延ばして、死ぬ3日前に認知症になるとか、そういうのが一番いいだろうと思います。
村松　認知機能の低下は老化現象である。

未来を悦びに変えるために

帯津　さて、次のテーマは、「未来を悦びに変えるために」ということですが、先生は子どもさんたちにどうされるんですか？
村松　塾の子どもたちに対しては「できる！　大丈夫！　余裕余裕！」という言葉掛けと

か、「世界のために最高の自分を発揮します」という言葉掛けをさせるのです。前に説明しましたように、「駄目だ」と言ったときと、「できる！　大丈夫！　余裕余裕！」と言ったときのパワーテスト（Oリング）は全然強さが違うので、それを子どもたちに体験してもらっています。あとはやはり**呼吸法**です。

呼吸法は効果が大きいです。入試の前は毎週呼吸法をやり、試験の最中でも休憩時間でも「とにかく呼吸法でゼロポイントにつながるからね」「神ってくるからね」ということを伝えます。本当に神ります（笑）。

ちょうど、昨日、今日が群馬の公立高校の入試の日です。昨日数学があり、名門の県立高崎高校を受ける子も「全部解けました」とか、今までちょっと解きにくかった子も「今までの中で最高解けました」なんて言ってくれました。

実際にそういう言葉掛けが重要です。それと、いかに自分を褒めるかでゼロポイント側、人との比較ではなくて本来の自分の側に入る。いま高校3年生でちょうど大学が決まったのですが、彼女は、高校はトップでずっと維持していたのですが、高1の半ばごろ、ちょっと成績が下がり始めたら人目が気になってしまい、学校が怖くなってしまった。塾が終わった後も笑わずにちょっと大変そうな状態だったんですね。それで私が彼女に百均のノートに**自分褒め日記**、「これに毎日三つ、自分がよくできたことを書くんだよ」と渡したのです。

そうしたら1カ月、2カ月ですごく明るくなってきて、人目も気にならなくなってきた。すごく簡単に成績がずっとトップをキープして、全国模試も科目によるのですが、偏差値83とか85とかいくようになって、お茶の水女子大学に受かったのです。

本当に自分の中の内なるものを見るというのか、内なる天才性がある、というところですね。あと、**言葉掛け**ですね。

量子力学の階層の説明は、生徒たちにはあまりしないのですが、ゼロポイントという単語は結構頻繁に伝えています。「脳がニューロンでつながっているレベル」と、「量子脳で髄液のほう全体を使うレベル」と、あと「ゼロポイントとつながるレベル」と3段階あるよ、みたいな話をして、**人間レベル**と、**天才レベル**と、**神ってるレベル**と説明しています（笑）。

天才レベルが、いろいろな情報データからいろいろなものを拾いだすイメージで、**神ってるレベル**は、ゼロポイントとつながり合い、モーツァルトのような、エジソンのような領域だよ、と説明して「みんな、そこ、行けるから」と。試合のときも。

帯津　若いときにそういう経験をするというのは、本当にいいですよね。

村松　そうですね。だから、前橋のサッカー部の男の子は、中学で関東大会で準優勝したりしました。フェンシングも世界大会に出たりというのがいます。その試合中のモードの深さが変わります。神ってるレベルという（笑）。「できる！　大丈夫！　余裕余裕！」と「神る！　大丈夫！　余裕余裕！」と唱えさせます。あと、褒め日記。

呼吸法と気功の実践法

帯津　呼吸法は、どう指導してますか？

村松　背筋を伸ばして、呼吸する前に例のパワーテストを確認してから、目を閉じて、鼻から7秒吸って口から10秒吐く。私がカウントしながら1、2、3、4と7まで数えて10まで吐くというのを、中学生、高校生は3回やって、「はい、じゃあ、目を開けて」と、力を確認するとやはり全然強いです。頑張らなくても、すごくスッと入る状態に入ります。

それをやってから、**「これがみんなの本当の状態だから」**と伝えて、「頑張るんじゃないんだよ。スーッと来るからね」というように伝えます。

塾の最中も「気合だ。頑張んなきゃ、勉強！」というような感じではなく、静かな楽しさというのか、いい集中で入っています。

帯津　いいですね。

　私がやっている**調和道の丹田呼吸法**というのは、白隠禅師の流れをくむ呼吸法です。四十何年前に柔術を始めた時に、柔術に強くなるために呼吸法をやったほうがいいなとひらめいたのです。それで調和道の丹田呼吸法の門をたたいて、呼吸法を始めました。

　調和道の丹田呼吸法は、白隠さんの**内観の法**から出ています。白隠さんの内観の法というのは吐く息を重視します、吐く息に気持ちを込めると。吐きながら、ずーっと臍下丹田、腰脚足心、下半身にぐーっと力をみなぎらせる。だから、おなかは逆腹式で吐きながら前へ出ていくわけです。順だと吐くとき、へこむのですけれども。

　本当に私はこれを一生懸命やりだして、柔術に強くなろうと思っていた。そうしたら、あるとき、**虚空**が見えたのです。ワッと見えてしまった。そうしたら、こっちのほうが面白くなってきて、柔術で人を投げたってしょうがないじゃないかと思い、それで呼吸法に移ってしまった。

　駒込病院にいるころからやっていたのですが、それで西洋医学の限界を感じ、中国医学をがんの治療に合わせることを考え、中国へ観に行ったでしょう？　そのときに気功を観たら、自分が呼吸法をやっていたものですから、「あ、これは呼吸法だ」と一つ分かった。

もう一つは、**気功**こそ、中国医学ががんの治療と予防の中で大いに貢献するものだとバッと直観したのです。それですぐに気功を身につけて帰ろうと思ったのですが、私を招聘したところは北京のがんセンターです。西洋医学の病院ですから、呼吸法のことなどあまり分からない。しょうがないから、本をたくさん買って帰ってきた。それで気功も併せた、太極拳ももちろん含めた。それで、気功を代替療法のうちの中心に置く。病院をつくるときに道場をつくって、それで始めたわけです。

いや、呼吸法は本当にいいですね。私のところの患者会というのがあり、うちで手術した患者さんが会をつくっていますが、その人たちはものすごく気功が好きで、みんな定年退職しているから、暇がいっぱいある。病院の道場に年中、誰か来てやっているわけです。この人たちが非常にみんな健康的で、がんの再発もほとんどないし、いいと思っています。

だから、がんの再発をしないというエビデンスはなかなか証明できないけれども、実感としてはみんな元気で、ただ、これは彼らが人のために尽くすということがあるわけです。後輩の患者さんに気功を教えたり、ああいう「人のために尽くす」ということも自然治癒力などを高めているのかもしれないと思います。

しかし、呼吸法、本当に私は養生法の中では、やはり中心にいつも置いています。

村松　「祈り」の実験データで、アメリカのどこか忘れてしまったのですが、祈ってもらってもなかなか治らなくて、教会に通っていたのですが、治らなくて、いろいろな人が来るから、自分もその方々のために祈り始めたら、治ったというのがあるのですよね。

帯津　そう。ラリー・ドッシーかもしれない。ラリー・ドッシーという精神科の先生が「祈り」について本を書いているけれども、これは病気の治癒に対する祈りの効果をいろいろな角度からやっています。結局、ラリー・ドッシーが結論しているのは現世御利益を求めるような祈りは意味がない。病気が治りたいとか、大学に受かりたいとか、金持ちになりたいとかというのは意味がないと。それよりも**祈りに満ちた生活**をする。だから、事あるごとに何か大きなものに対して祈りを考えていくということだろうと思います。

村松　祈りに満ちた生活というのはいいです。うつの方にもいいんじゃないですか？

帯津　そうですね。うつが、すごい広がりを見せていますよね。

でも、これも村松先生がやっているように、とにかく希望を持って一歩出るというか、自分が真の発振をしていくとか、そういうところで、自分の生活を少し切り替えていくことでずいぶん予防したり、よくなったりできると思います。

自己肯定感が、がんや引きこもりを克服する！

村松　うつのような心の状態が、がんになりやすいということは、証明されてるのでしょうか？

帯津　そうですね。例えば脱サラをして会社を起こした。そうしたら、間もなく経営不振で倒産して、奥さんも離婚した。それで胃がんのすごいのになってきた人がいました。これはどう見てもストレスですよね。

ストレスで交感神経がガッと働き、血液循環など悪くなり、血行も悪くなり、組織に対する酸素の供給も悪くなり、それでがんになることは、そんなに絵に描いたようにはいかないにしても、あると思います。

だから、すごいストレス。でも、ストレスは人間が生きていく上で、これを乗り越えることによってパワーアップするというのは、『生きがいについて』（みすず書房）を書いている精神科医の神谷美恵子さんの意見だと、人間は成長していくのだけれども、道はあまり平坦より少し抵抗があったほうがいい。

その抵抗を生ずるのはストレスですよね。だから、ストレスは生きていく上である程度あったほうがいい。それをうまく乗り越えてパワーアップしてくる。しかし、いま申し上げたような打ちのめされるようなストレスだと、やはりがんが発症したりするのですね。

いま、子供たちにかかるストレスも、昔に比べると相当なものじゃないですか？

村松　生徒で引きこもりはいて、うつは生徒ではいません。

生徒たちには引きこもりというか、学校に行きにくい子は、とにかく『開華』の先生たちが褒めます。存在承認ですね。うちの先生方4人のうちの3人は開華トレーナーで、その感覚が分かっているので、その部分で相手の存在、振動数で「いてていいんだよ」というところを認めるのです。ちょっとできたら「すごーいじゃん、よくできたじゃん」という褒めをじわっと入れます。口先ではない褒め方で、寄り添いで入ります。それが生徒たちに対してで、数学が駄目でも国語が得意であれば、そちらをひたすら褒めるとか、得手不得手はありますのでね。学校に行きにくかった子も国語の全国偏差80台になり、金沢大学法学類に行った子もいます。

大人のうつの方には、やはり「自分褒め」と、**そもそも存在自体がすごい**というセミナーをします。私たちは、自己否定はよくなく、自己肯定感を上げなければいけないという形で、自己否定を否定されてしまうのですが、そうすると本当に苦しい。私もそうだったので、自己否定はよくないという考え方で、自己否定していては駄目なのだというところから抜け出せない時期が長かったです。

それより何より「心臓を誰がどうやって動かしているの？　どの存在が心臓を動かしてくれているのか」とか、「1秒間に200万個も赤血球をつくっているのは何のためなの？」。自分を生かすためにやっていて、リストカットして血が出ていても、ここに白血球が全部集まり、血小板が集まり、「治そう、治そう、治そう」。脳みそでは死のうと思っても、自分の生命体は「治そう、治そう、生かそう、生かそう」と心臓をいつも鳴らそうとしているから、そういうそちら側がそもそもすごい機能を持っているのだよということを、セミナー中に伝えさせてもらいます。

だから、「自己否定も持っていていいのだよ。持っていてもよくて、でも、そもそもあなたの存在自体がすばらしいのだよ」ということを話しさせてもらうのです。

あと、セミナーで言う冗談ですが、「いま最新型の1200万円のレクサスがガソリンを入れ、ガソリンは炭素だから、カーボン繊維になるから……、どこかにこすっても、最新式の機能は1週間たつと、だんだん車の傷が治ってくるんだよ！　信じられる？」と聞きます（笑）。そして、そのあと、「それは冗談です。でも、皆さんはちょっとこすっても、1週間ぐらいすると傷は治るじゃないですか。そうすると1200万円のレクサスよりも相当高い機能を自分が持っているんですよ。レクサスを丁寧に大切に乗るのであれば、自分の体をもっと丁寧に大切に、高級車を扱う以上に丁寧に扱ってくださいね」という話をさせてもらいます。

それだけすごいものなのに、「私は全然駄目だから」とか「ばかだから」とか、「駄目呼ばわりされているから」と思い込んで、自分を駄目にしているだけなので、それがすごく自分の肉体に対しても失礼であり、かわいそうですよね。「ものすごく**神ってる肉体**なので、そこがすごいのだよ」という話を30分ぐらいかけてさせてもらいます。

そうすると、その感覚が入ってくれると、「ああ、何かうつでもいいのだ」、あとは「村松先生がうつだったことを聞いて安心した」というようなことがあります。必ず抜けるので、やはりアップダウンはありますが、感謝行を続けていると半年ぐらいで上がってきます。早い人は翌日から抗うつの薬を全く飲まなくなったという人も3人ぐらいいます。あと、睡眠導入剤も要らなくなったという方。ベルクソンさんのように本来の躍動感が出てくると、抗うつとか要らないですよね。そちらが入ってくれば。

「悦び」が自然治癒力を高める

村松　これは、心も体も帯津先生のおっしゃる自然治癒力をものすごく持っているということですよね。

帯津　そうですね。ただ、自然治癒力はまだ正体が分からないのです。自然治癒力はヒポクラテスから始まってガレノスを通って、ずっと西洋医学と一緒に進歩してきたのだけれども、いまだに正体が分からないです。免疫力がいま半分ぐらい分かってきたから、免疫力がもう少し分かってくると、その先に自然治癒力が見えてくるだろうと思います。

村松　ＥＭ菌の比嘉照夫先生（琉球大学名誉教授）の造語ですが、エントロピーに対して「シントロピー」という言葉をつくられています。エントロピーは崩壊、壊れていく側で、「シントロピー」は、ゼロポイントフィールド側、量子場から無限のエネルギーが発露していく側の数値、物理量のことと伝えています。

そのときは素粒子のスピンの向きが整うというのです。ＥＭ菌をまけばスピンが整うように、ゼロポイントと直結になるみたいなのがシントロピーだと。だから、それを自然治癒力と言えば、そう見えるかもしれないのですが、学会でちゃんと定義立っているわけではないですからね。

帯津　ただ、自然治癒力があることはみんな知っているわけです。特にわれわれ外科医はつながるのは自然治癒力だと。縫ったからつながったわけではないですよね。

村松　そうですよね。

帯津　だから、西洋医学とずっと一緒に来て、自然治癒力の正体はまだ分からない。医学の中にそれがうまく生かされていない。しかし、自然治癒力は「じゃあ、あるか」と言うと、みんな「ある」と言います。だから、それはこれからの問題だろうと思います。

村松　自然治癒力を高めていくのがやはり気功だったり、自分を生かしていく悦び側ですよね。

帯津　そうですね。

村松　そこを『開華』ではやはり、**階層**でお話しさせてもらっています。ネガティブ側ではなくて、本当の「よろこび」、〝りっしんべん〟の「悦び」です。人から何かしてもらったから「喜び」ではなく、ただ、ただ、「幸せ」、「ありがたい」という状態であると。振動数が最も高い状態だから、低い振動数も振動数を上げてしまうし、病気になりにくくなってくる。病気も振動数ですからね。

村松　帯津先生、今、がんは治すというか、共存していくとか、いろいろな考え方があると思うのですが、今の時点では先生はどのようにがんを捉えられますか？

帯津　もちろんがんは、今の西洋医学にしても東洋医学にしても、これをやれば絶対というのはないですよね。例えば**3大療法**を取ってみても、私は外科医だからですが、**外科手術**の場合はちゃんと傷を、おなかの中や胸の中を見て、がん細胞をきれいに取れたと思っても、細胞レベルではどこにどのくらいあるか分からないです。これは絶対、結論が出ない。

それから、**抗がん剤**はがん細胞を完全にやっつけることができるのです。しかし、それをやると正常細胞にも傷をつけるから、がんは治りました、命もなくなりましたというのになる。そこに化学療法の限界があるでしょう。

放射線も結局、広範囲に当てるのから、ピンポイントに当てる粒子線になって、よかったと思ったけれども、粒子線になっても、照射したところにちゃんと再発してくる人がいますから、まだ何とも言えない。

そうすると西洋医学の3大療法は限界がそれぞれあると。だからこそ、三つをうまく使って相乗効果を出せるようにね。

ところが**代替療法**に目を向けると、東洋医学、中国医学にしても、それからホメオパシーにしても、あるいはイギリスのスピリチュアルヒーリングにしても、エビデンスが乏しいから、どうしても同じことをやって同じように治ると言えない。しかし、あっという間に目覚ましくよく治る人がいます。そういうことがあるから、可能性はみんな秘めている。

だから、西洋医学なら西洋医学だけとこだわらずに、ホリスティックにいろいろな**治療法をうまく組み合わせて戦略をつくって**、個性的に、「この人にはこの戦略」「この人にはこの戦略」と、違っていていいと思うのです。それを患者さんと医療者が本当に友達のように、**戦友**と私は呼んでいるのですが、戦友になったような気持ちで、2人で知恵を出し合う。そういうことが今のところ、がんを何とか乗り越えていく一番近道だろうと思います。

例えば「あなたは若いのだから、あと40年生きられるのだから、思い切って抗がん剤を受け、そして手術に行ったほうがいい」と私が言っても「分かっているけど、やりたくないです」と言われたとする。

「じゃあ、分かった。あなたが主人公だから、自分で、よく家族と相談して『こうしたい』と言いなさい。そうしたら、私も一緒にお手伝いします。それは手術のほうがいいのだけれど、これはあなたの命だから、あなたが決断を最後に下す。それによって、私たちもそれをサポートしていきますから」と言うのです。

村松　本書の**口絵の図**は、先ほどご覧いただいた「大ホリスティック」というもので、肉体があり、原子があり、素粒子があり、ヒモがあり、ゼロポイントフィールド（ZPF）ですが、このZPF側は「霊性の医学」側です。一方、がん細胞は肉体・原子のところではないですか。

帯津　肉体、そうですね。

村松　がん細胞があり、そこに対し細胞をいくら攻撃しても、こちらの、雲の中側の振動数、フォトンの振動数でストレス、イライラをひびかせると、そこから物質化現象、いつも雲の中側から物質化現象をしてくるから、雲の中が治らない限り、細胞をいくら倒しても、また物質化してしまう。だから、先生のおっしゃる「大ホリスティック」で大いなる悦び側とか、いつも朗らかに躍動感あふれて、毎晩晩酌して（笑）、幸せを味わい、覚悟を決めてという側の意識の結果、いい細胞をつくる。

そういう意味で、イギリスのスピリチュアルな医学も音楽療法なども心地いいとか、安らいだとか、今までの悔しいとか憎いという振動数が全部ほぐれて、ZPF側からになれば、全部この細胞もよいものを物質化してくださいますよね。

帯津　そう。だから、ほっとするとか、そういう気持ちがないと、免疫力も自然治癒力も上がりません。よく今でもあるのは、抗がん剤をやりながら、奥さんが玄米菜食をつくっている。私は「よせ」と言うのです。抗がん剤で苦しんでいるのだから、食事ぐらいほっとしないと駄目だ。自分で食べたいものを食べさせたほうがいい。もし玄米菜食がそんなにやりたいのだったら、抗がん剤が終わってから一生懸命やったらどうだと言います。そうすると、患者さんは何とも言えないいい顔をして、ニコッと笑いますね（笑）。

村松　ほっとするということですね。

帯津　ええ。だから、私は患者さんに酒も飲めと言うのです（笑）。病気をした人は、そんなむちゃな飲み方はしませんから、ちょっとほっとすればいいのだからと言って。

村松　では、抗がん剤のクールの最中にもお酒？

帯津　そうです。抗がん剤の副作用で吐き気がして飲めないというなら別だけれども、もし飲めるようだったら楽しんでみたらと言うのです。

帯津　先生の学習塾では個性の強い生徒さんには、どのように対応しますか？

村松　学習障害の強い子たちに対しては、寄り添いが一番いいのですが、あまりべたべたされるといやがる生徒もいます。生徒により、それぞれ違いがありますが、やはり一番は、先生が先ほどおっしゃったような、**ほっとするような安心感の場**をつくってあげると、ほぐれていきます。これも「場のエネルギー」ですね。子どもたちとフィールドでつながり合うという感じです。

帯津　そういうお子さんたちは、先生の塾に来るのは自分の意思で来るのですか、それとも親御さんとか。

村松　いろいろいます。「友達が行っているから私も行ってみたい」という子もいるし、「超いやだ。行きたくねぇ」みたいな、親に無理やり連れてこられた子も、でも、30分もしないうちに穏やかになってきます。お母さんがいなくなって、30分ぐらいすると顔がさらに穏やかになってきて、帰り際には「俺、ここ、入る」という感じになってくれます。

帯津　そういう効果が見えるのはいいですね。

村松　そうですね。中3の中体連の大会が終わり、8月ごろ入ってきた男子2人も、最初、言葉遣いが悪いのですよね。「てめぇ、死ね」みたいに普通にお互い言っていて（笑）、「それじゃあ、死ねを10回言ってごらん」。「大丈夫、大丈夫、10回言ってごらん」と言ってそれぞれパワーテストするんです。そうすると全然力がかわるんですね。

それから3週間、4週間ぐらいするとお母さんからLINEで「息子が最近、素直になったのですけど」というような感じに、もともと本来子供達にはすばらしい、美しいものがあるのですよね。

帯津　ありますよね。

村松　尊いものがあるので、そこを出せないような場になっているけれども、そこが出せるような場に自然に戻すのです。

帯津　いや、すばらしいですよ。

村松　そうなるのは幸せですね。小学生は動き回る子で、すごい子は、トランポリンの下とか潜り込むのです（笑）。そこで算数のノートを開いてやっていればいいのですが、何か他の子にちょっかいを出し始めてしまったりするので、そうしたらガバッと脇をつかんで持ち上げて、私のヒザに座らせて、頭をなでながら算数をするとか（笑）、そうやって体当たりで遊びながらやっています。

だから、生徒それぞれですね。学校に行きにくいという子が行けないまま、通信制の高校に行くこともありますし、復帰して成績がガーッと上がっていく子もいます。それぞれが自分の居心地のいい方向を探してくれるので、通信制に行くにしてもアニメのグラフィックをやりたいからと目的を持って、ちゃんとそっちに進む。在宅だけれども、提出物を出してもらいながら自分の道を進むので、それが一番ですよね。

高校に行きたくないのに無理して行って、毎回定期テストで本来の自分を殺し続けるというよりは、自らの意志で好きな道へ進学した方が、20歳、30歳になったときに自分がすごく生きてくると思います。

帯津　実は親御さんのほうを教育しなければいけないケースも?

村松　そうですね。そこは正直、行き届いていないところもあり、塾が終わった後、30分、脳力開発というのを毎回やっているのですが、そこは保護者も参加していいですよという形にしています。ただ、週5~6回、月から土まであり、お母さんたちが来るのは数人です。あとは本当に子どもを預けてしまっているまんまという感じです。

今度の4月から『開華』の先生方で、週1回1人ずつＬＩＮＥにメッセージを出し、「こう考えるとうまくいくよ」というように、先生ごとに、今週は私、今週は誰先生というようにやります。それを、保護者と生徒と友達に広がっていってコミュニティが広がっていくような形で進めていくので、そこから何か気付いていっていただければと思っています。

いま合宿のようなのもしています。大人版も子ども版もあるのですが。合宿は塾とは別で、セミナーのほうでの合宿で、親子型になっているのですが、先生が何人かいるので、小学生だけの時間をやっている最中、中学生から大人までは別にやります。それはメンタル、精神性、人間力ばかりのセミナー、合宿です。

そして、この**大ホリスティック的な虚空のゼロポイントフィールド**（ZPF）側の話と、先ほどの「心臓、誰が動かしているか分かる？」というような話の**自己肯定感**、そして**天命**、**ミッション**のほうに最後入っていきます。そして、ZPF側の、躍動感あふれる側の自分のやりたい道を「**好き**」とか「**わくわく**」から探していき、自分がすごく没頭できる、はまるものは何かというところから、「**私の人生の目的は何々を通して何々することである**」という型にだいたいはまるようにする。「漫画を描くことにより、みんなを笑顔にすることである」でもいいので、そういった形でミッションを色紙に最後書くのが合宿のゴールです。

そのミッションが入ると、たとえばいま中学3年生の子なんですが、6年生、中1の頃は学校に行っていない子で、中1の合宿のときは色紙が書けなかったのです。しかし、合宿が終わってから、自ら、うちの塾にどんどん通えるようになり、成績がすごく上がってきて、私立が特待のSクラスで合格しました。学校に行きにくかった子がそうなっています。

あと、中高生の心を拾うのに、やはり部活ですかね。関東大会とか行っている子たちの例え話を出して、サッカーで関東へ行った子はキーパーがボールを蹴り、自分がフォワードとかで走っていくけれども、キーパーが蹴ったら、もう振り向いて、あそこに落ちるのが背中で分かるという。「その世界があるからね」と他の中学生たちに言うのです。そうすると生徒たちは、自分でそのモードが分かってくる。「アタシ、無理」ではなく、「そこは誰でも行けるから。」と伝えます。

それから剣道部の生徒は、メンの所に光が見えるというか、空気が薄くなってボコーンとメンを取りにいく。女子の群馬県の決勝で優勝した女の子がそのモードに入ったという話をみんなにして、「そこがあるからね」と伝えます。

あと、漫画ですが、いま『鬼滅の刃』というのがすごくはやっていて、ご存じないですよね（笑）。私も知らなくて、娘がすごくはまっていて、私たちは『ドラゴンボール』だったのですが、『少年ジャンプ』の『ONE PIECE』があり、その後、いま『鬼滅の刃』。あれも気とか呼吸法とかすごくやっています。鬼を最後斬るときに隙の糸、隙間が糸でピーンと通るところがあり、そこを刀で突くような考え方だったりします（笑）。

例えばその『鬼滅の刃』の話をしながら、生徒たちに理解してもらうのです。「漫画の世界ではないから、実際にあるから」という形です。

空手でも試合中ありますよね。空気が来るというのがあります。

とても有効な音楽療法

村松 先生は、音楽療法は特に使われませんか？

帯津 音楽療法は、今は担当者が代わって、これからというところですが、ひところはずいぶんやっていました。というのは、もうかなり前ですが、ひとり、「北海道の大学の心理学を今度卒業しますが、音楽療法をやりたいのです。先生のところで雇っていただけないでしょうか」と手紙が来たのです。音楽学校と心理学の大学の両方を卒業している方でした。

ちょっと考えたのですが、手紙の最後のところに「私は先生の本がとても好きです」

と書いてあった。この「とても」に惹かれてしまった（笑）。それで、「あなた、最後の1行が気に入ったから、来てくれ」と、返事をしてしまった（笑）。

そうしたら、よくやってくれました。音楽療法に決まりはないのですが、この人の音楽療法は、キーボードとかいう四角い楽器があります。あれを持って病室を回るのです。うちは全部個室ですから、ドアをノックして、「1曲いかがですか」と。流しのお兄さんと同じです。それで患者さんが「じゃあ、ぜひ」と言って、入っていく。

それは患者さんの希望する曲を弾いてくれというときもあるし、私がこれを歌うから伴奏してくれというのもあるのです。その患者さんのニーズに合わせ、いつも楽器を持って回っていました。

あれはやはりいいと思います。がんで物も食べられないような人でも、音楽療法が行くと、「待ってました」とばかりに立ち上がり、私が見たのは、体温計をマイク代わりにして、持って歌いだす（笑）。それは非常によかったですね。

村松　胸、打ちますね。

帯津　だから、ほかの心理療法をいろいろ瞑想やカウンセリングをやっている中の一環として音楽療法はよかったです。ところがその女性が家庭の事情で辞めたあとは、なかなか、そういう情熱を持った人が来ないものですから、しばらくお休みでしたが、また新しい人を得て、再開したところです。

村松　うちの妻がクリスタルボウル（p.164）をやっておりまして。

帯津　ああ、クリスタルボウル。

村松　ご存じですか。水晶でつくられた器を大きくしたもので響かせて鳴らすのですが、やはり誰が演奏するかで、意識のフォトンの発振がかわります。イライラしながらやるとイライラが広がってしまいます。ですから、妻自身も意識を整えてから、その人の本来の神性、ゼロポイント側が出るようにしながらさせてもらうのです。

そうすると、医者ではないから「治る」という表現は使えないのですが、まぶたが開かない筋無力症というご病気の方が、まぶたに羊水の注射を打つと数時間は開くらしいのですが、その方もいらして30分ぐらい寝ながら聴いて、起きたら目が開くとか、子宮筋腫も小さくなった方もいます。あと、皮膚病なども治ってきたりとか、花粉症がピタッと止まる。その30分、60分ぐらいで花粉症がピタッと止まるのは驚きですね。

細胞振動を本来の振動数に戻すというのが水晶。水晶の振動数は、水晶振動子というのが時計にも入っている、正常な振動数を響かせています。全部、振動、場のエネルギーなので、音のエネルギーにより体の振動数を本質に戻す。そうするとゼロポイントが出やすくなるというので、自己治癒力が上がっていくというような感じでいろいろさせてもらっています。もう10年ぐらいやっていますかね。

帯津　それは相手によって変えるのですか。基本的には一緒？

村松　大人数というか、30～40人でやったり、1人でやったりですね。だいたいメンタルのことをやります。悩みというのは頭でこねくり回して、「ああされるとこうだし」みたいになり、自分の本質の状態に気付いていませんが、振動数が高い側に入ると、悩みは全くなくなってきます。ですから、振動数の高い音を20分ぐらい響かせておくと、「あれ？ 今日、何でこう悩んでいたのだっけ？ 何しに来たんだっけな」みたいに、悩みが出てこないのです。そういう状態に持っていくのです。

帯津　それは演奏する側の力量というのがあるのですか。

村松　本人がいかに自分の意識をゼロポイントフィールド（ZPF）側において整えておくかによって、癒しの質や深さがかわるというふうに妻は言っています。バイオリンを誰が弾くのか。本当に心を込めて弾くのか、イライラしながら弾くのかで同じ楽器でも相手の受けとり方が違いますよね。

帯津　それはそうだね（笑）。

村松　意識とエネルギーの整え具合ですね。

量子力学的なまとめ

村松　私たちは細胞でできていて、細胞は全部、水素、炭素、窒素などの原子でできていて、原子は、電子雲という電子の存在空間のこと。その中に核があって、その原子核が、リンゴだとすると、その周り5キロ先を電子が回っている。あるいは原子核が野球場だとしたら、地球サイズの範囲で電子がどこに現れているか分からないところを存在しています。だから、電子から原子核にたどり着くまでは、地球の外からど真ん中の野球場まで走らなければいけないぐらい、間はすかすかの状態です。

そして、その原子核の中に陽子、中性子があって、その中にクオークがある。それが全部、ゼロポイントの場から生まれているし、電子と核の間の隙間も全部、ゼロポイントフィールド（ZPF）になっていて、そこが「生命場」、「生命の本来のエネルギーにつながる場」で、そこで本来の躍動感が出てくる、「そもそもの生命のエネルギー場」です。

その電子雲のところにフォトンが取り込まれています。フォトン、つまり光が取り込まれていて、アルバート・ポップ博士は、そこから私たちが意識を出すと、バイオフォトンという光を飛ばすと。そのバイオフォトンはすでに測定されて、ＣＣＤカメラ（宇宙空間を70％ぐらい、光を明るくできるぐらいのすごく高度なカメラ）で、人体や植物を測ると、「うれしい」とかもフォトンが出ていて、ヒーリングのときにも、自分の利き手のほうからすごいバイオフォトンが出るというのです。

そのようにバイオフォトンが観測されています。そのフォトンを手とか皮膚とか胃とか心臓に入っている原子の中の電子雲から、このバイオフォトンをバーッと飛ばしている。その人の**気**とか**雰囲気**とか**やさしさ**とか、**怖い人**みたいな雰囲気を飛ばしている。

そこのすかすかの隙間に光（フォトン）が飛んでいます。そのフォトンも電子も原子核のクォークも、全部ＺＰＦから、虚空の世界から瞬間瞬間生まれてきています。

そこの「フォトン」が「**意識**」と言われている。アルバート・ポップ博士は、フォトンが意識とおっしゃってます。その意識が「うれしい」なのか、「むかつく」なのかで、電子雲の中を飛び交っている光が「うれしい意識」、「むかつく意識」、「どうせアタシなんて意識」みたいな波を出している。それで「どうせアタシなんて」という意識で振動数が低いと、ゼロポイントからの本質の振動数が出にくくなって、それで細胞をつくるから病気になっていくし、生徒がやる気がなくなってくるし、引きこもってしまう。

ＺＰＦ側に入ってしまえばというか、振動数の低い側ではなく、「あ、これ、面白いじゃん」とか、大いなる悦び側に入ってくると、この生徒はサッカーが突き抜けるかもしれないし、数学が突き抜けるかもしれない。それは個体の魂さんが持っている周波数に一番ふさわしいものを3次元世界に顕現してくると思っているのです。

思っているというか、まさに生徒それぞれタイプがあるので、その魂さんの振動数に持ち合わせた得意のジャンルがあって、そこを生かしていく。それを見るというとおこがましいですけれども、私はそこをいじるのが好きです（笑）。そこを引き出すのが面白いというのですかね。

それは子どもたちもそうですし、セミナーにいらっしゃる大人のお客さんも、そこがご自分で見えないまま30年、50年生きて来た人が「ここですよ」というところに気付いていただくのが好きです。それを私が理論と空気感で連れていき、うちの妻がクリスタルボウルでそこを誘導する形でさせてもらっています。

本来の「大ホリスティック」が目指している、「虚空側を発露させること」を先生は医療でされているところですものね。量子の世界で見ていくと、私もＺＰＦ側を発露させることを成し遂げていきたいし、させてもらっています。その部分は生物・物理学者のブルース・リプトンさんとかアルバート・ポップ博士という方が実際にお話しされています。

ＤＮＡのらせん構造がゼロポイントの光を受けやすくて、ＤＮＡのスイッチがＯＮになっていれば、ゼロポイントの光が出やすいという感じらしいです。ＯＦＦになっているとゼロポイントの光が出にくい。スイッチがＯＮになっていればなっているほど、いろいろな可能性がどんどん出てくるようです。

量子のレベルから見た、すかすかであり、すかすかのこの場から全部顕現、体現していく、表していく。それが個人個人、必ずできる、ということですね。

だから、うつになってしまうとか、学校へ行けないとか、「どうせアタシなんて」と思ってしまうのは、自分の素粒子レベルであって、ＺＰＦ側は物質は存在していない。ただの周波数でしかないから、ですね。そこにいかに気付いてもらうか。

子どもたちにはそれを説明するよりも、先生方の存在で感じてもらうというのを意図しています。

ホメオパシーも「場のエネルギー」

帯津　私も西洋医学の限界を感じたときに、やはり体の中のつながりが大事だと。臓器と臓器、細胞と細胞、それから人間丸ごとと臓器、丸ごとと細胞とか、そういうつながりが大事だと思う。つながりはどこにあるのかと考えたときに、外科ですから、年中、胸の中、おなかの中をいじっていたでしょう？　「あ、隙間だらけだ」というのが分かったのです。

本当の、この隙間ではなく、手が入る普通の隙間です。臓器と臓器の間、胃袋と膵臓の間とか、肝臓と胃袋の間とか、あの隙間、みんな、そこに生命の大事なものがあるのではないかと思ったのです。

それで、何か隙間について研究した論文はないかなと思って、ちょっと見たのだけれども無い。当時、そういう論文にものすごく詳しい方が浜松医大にいた高田明和さんです。彼は例のみのもんたの番組によく出ていた。その高田さんは慶應大学出身ですが、私と同じ年です。ある時、彼に呼ばれて、浜松に講演に行くことになり、これはいいチャンスだと思いました。

高田さんなら知っているかもしれないと思い、「体の中に隙間がありますよね？」と言ったら、「ああ、うん」。「あれについての研究論文は先生、見たことありますか？」「無いな」と言うのです。でも、私も一つや二つぐらいないかと思い、また、しつこく聞いたら怒った（笑）。「無いと言ったら無い！」。

それで私は、論文が無いのだったら、何を言っても大丈夫だと思い、私は勝手に、そこに「ネットワーク」があってとか、「場」のほうまで来たのです。

だから、やはり「命の場」というものが問題なので、例えばホメオパシーだって、結局、あれはここにある普通の自然界の物質を徹底的に希釈して、物質性を排除する。残ったものは**その物質の「場のエネルギー」**です。それを人体の「生命場」に入れ、このエネルギーを高めることにより治していくのが「ホメオパシー」なのです。

このように考えると、別にそう変な考えではないのですが、これを、では証明できているのかと言われると、そこまではまだ駄目です。でも、ホメオパシーそのものはそういう意味で、決してばかにできない治療法です。ただ、これにあまり寄りかかってしまうと、前に朝日新聞のバッシングがあったけれども、ああいうことが出てくるので、そこは上手に戦略の一環としてやっていけばいいと思います。

私が何かの本の対談で見たのですが、西洋医学側が、「徹底的に希釈して1分子も入っていないようなものを投薬するというのは、これはプラシーボ効果だけではないか」と主張した。そうしたら、ホメオパシー側は「いや、そうではないのだ。徹底的に希釈することによって、残ったその物質の霊魂が働くのだ」。そうしたら、西洋医学側が「何だ、霊魂だなんて言って。宗教じゃねえぞ！」と怒るわけです。

そのとき、それを読んでいて、「ああ、何だ。そうか。ホメオパシーは、場のエネルギーなのだ」。霊魂というのは「場のエネルギー」ですからね。

村松 そうですね。

帯津 ああ、そうか。「場のエネルギー」だとすると、これは**「場の医学」**だとすれば、ホリスティック医学をやるものが避けて通ることはよくない。それから私はちゃんと勉強を始めて、イギリスには何回も勉強に行きました。なかなか捨て難い治療法です。

だいいち、ストレスが少ないです。小さい粒を口の中で溶かすだけですから、どんなにつらいことがあってもできないことはないです。漢方薬などだと、気分が悪いと言ってる人に飲めと言っても駄目です。呼吸が苦しい人に漢方薬を飲めと言っても大変です。ホメオパシーなら口の中に1粒入れてやれば、2分もすれば溶けてしまいます。だから、これも捨て難いところがあります。

ホメオパシーもやはり隙間が影響していると言えるのです。

村松 その隙間の場の振動数のところにホメオパシーのレメディの免疫などの振動数、波の中に波を入れるということですね。振動数の整った波を加えてあげるから、自然と広がるということですよね。

やはりアルバート・ポップ博士ですが、細胞分裂していくとか、一つの卵子からだんだん増えていって50兆80兆になっていくのも、まずバイオフォトンで電磁波の波の振動数を電磁場のフィールドで広げて、となりの細胞に情報を渡して、ＤＮＡが二つ分かれて細胞をつくっていく。まずバイオフォトン＝光が飛んで細胞を増やしていくというようにやっていくようです。

心臓は心臓の振動数を持って心臓の細胞をつくり、腸は腸の振動数で腸をつくっていってという形に受精卵からだんだん増えていき、まず光ありき、バイオフォトンが広がっていく。それが光の波、インフォメーション、波の情報データなので、やはり波の信号が飛んでいくということですよね。

帯津　だから、目に見える身体ではなく、**波のところに「命の本質」**がある。

村松　そうですよね。

リン・マクタガートさんという女性の方が、**アルバート・ポップ博士**を紹介している文章の中ですが、**私たちの細胞や臓器はバイオフォトンの振動情報によってオーケストラのように共振している、「Cells and organs are orchestrating」**と紹介しています。オーケストラの動詞があるのですね。

「orchestrating」、オーケストラのように奏でているというマクタガートさんの言葉だと思うのですが、すごくきれいな表現です。細胞同士がバイオリン、コントラバス、ピアノ、オーボエ、トライアングルそれぞれがチーン、ビョーンと鳴らしている響きで

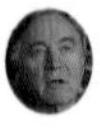
フリッツ＝アルバート・ポップ：ドイツ理論生物物理学者

響き合っているというのを「orchestrating」と言っている。すごく美しい表現だと思います。そういう感覚ですよね。

帯津　いい言葉ですよね。

村松　いいですよね。音で響き合う、「orchestrate」という。日本語で検索したら「指揮する」となっていたのですが、指揮するだけではないですよね。「orchestrate」、響き合う感じですよね。

帯津　いいですよ。

村松　いいですよね。こういう感覚をみんなが持ってもらえれば、「物質ではないよ」。「そもそもエネルギーで、振動数ですよ」というところから、楽器を演奏し合っている場を感じるということですよね。

仏教的な見方からのまとめ

帯津　私は**唯識学説**を昔から引用していました。それは自然治癒力と免疫力をちゃんと分けるために、はじめこれを採用したのですが、唯識学説というのは人間の心の状態を八つに分けているわけです。最初の六つは**表層心**といって、わりあい浅いところにある。

あとの二つが**深層心**、深いところにある。

最初の表層心の六つのうちの五つは**見る**、**聞く**、**嗅ぐ**、**味わう**、**触る**という五感の世界。

六番目が**意識**という心がちょっと入ってくる。七番目、**末那識**《まなしき》というのは自己にこだわる世界だから**免疫**の世界です。あくまでも自己にこだわる。そして、最後が**阿頼耶識**《あらやしき》で、これは本当の「自然治癒力」だと私は思っています。

そうすると、前の五感の世界が形のあるもの、「個物」でできている。これを担当していたのが西洋医学。六番目の「心」のところで初めて「場」が少し入ってくる。個物と場。そして、その場の働きが脳細胞を通して表に出てきたのが「心」だということになると、脳細胞が絡んでいるけれども、ここで「場」が入ってきた。

免疫にいくと、免疫を担っているマクロファージやリンパ球、そういうものが個物で、あとは場の働きですから、第六識よりも第七識のほうが、場が広くなってきている。最後の**阿頼耶識**になると個物がなくなり、全部、「場」になるのです。だから、これが最後の「自然治癒力の場」で、「命の場」で、これが「霊性の医学の場」ということになる。

だから、医学の進歩は西洋医学が形のあるものを見てから、そして心のほうに入り、免疫のほうに入り、最後に本当の「大ホリスティック」になると私は思っています。個物から場に少しずつ攻め上ってきた感じで、最後に阿頼耶識になって、場だけになる。そこのところに、いろいろなもののこれからの地球の生命力を高める一番の大本があると思います。

村松　まさにですね。物質側、五つの意識ですね。眼耳鼻舌身の意識があり、その上位にある末那識が免疫で、さらにその上の阿頼耶識が自然治癒ということですよね。

帯津　そうですね。このとおりです。よく書いていただいたと思う。

村松　先生の内容がすごく深く、それを医学のトップの方が言ってくださるので心強いです。

「免疫」のところが個物で、マクロファージとか個物もあるけれども、場も使うということですね。

帯津　場が増えてくると。最後に場だけになってくる。

村松　今回、先生とご縁をいただいて本を読んで初めて免疫という意味が分かってきて、免疫は敵を倒す。相手がいて、調和するというよりはそれをやっつけるという意味合いが強いのですよね。

帯津　そうですね。

帯津　それから、死をとにかく手の内に入れないことには、「大ホリスティック」も「ナイス・エイジング」も生まれてこない。だから、死をどのように捉えていくかというのを、以前から、臨床の場でいろいろ考えていたのですが、私は死については**夏目漱石**の**「野分」**という小説がいいですね。冒頭「白井道也は文学者である」という、いい一行から始まるのですが、白井道也という人が主人公です。この人が言っているのが、「**理想の大道を行き尽くして途上にたおるる刹那に、わが過去を一瞥のうちに縮め得て初めて合点が行くのである**」。これが私は死生観としては好きです。最期に死ぬときになり、自分の人生、今までのことが全部、走馬灯のようにバッと浮き上がり、「あ、これでよかったのだ」と言って死んでいくのが、確かにいいと思う。

ただ、やはり死後の世界をどう考えるのか。本当にあるのか、ないか。私はこれも『週刊朝日』で昔、定期ではなく、不定期で「養生問答」というのをやらされていました。毎週ではないです。1カ月に1回か、2カ月に1回ぐらい、候補者が出るとやる。そういう方には私は必ず「あなた、死後の世界、どうですか。あると思いますか」と聴くのですが、そうすると100人が100様、いろいろな答えが出る。面白いです。例えば立川談志さんに聞いたら、「そうよなぁ」と考えていて、「誰もけえってきたやつぁ、いねぇからな。よほどいいとこなんだろう」と言いました（笑）。

それから、作家の椎名誠さん、彼は「やっぱり何か、俺が生きてるってことは体だけじゃないんだ。私の背中を押している何かがある。私が死んで体がついえても、その何かがなくなるわけはないから、これが行き場所が困るので、私は死後の世界があるかないか分からないけれども、死後の世界があってもらいたいと思うのは、私の背中を押しているものが行くところがないと困るから」だと言っていました。

おかしいのは、養老孟司さんは「自分の死というのは実体がありません」と言うのです。要するに死ぬときは意識がなくなっている。だから、自分の死をこれですよという実体がないと。「実体のないことにいろいろ考えを巡らすことを私はしません」と。「では、養老さん、養生もあんまり関心ないの？」と言ったら「もちろん」と言っていた（笑）。

それで名前が「養老」では困るなと思ったのだけれども（笑）、彼は大学で私の1年下でしたので、もちろんクラスが違うとそんな付き合ったことはないですが、本当に彼は頭がいいというか、『唯脳論』（ちくま学芸文庫）などを読むと、どうしてこんなに頭がいいのだろうと思うぐらいで、でも、その人の考え方がこうです。
それで結局、死後の世界というのはみんながそう思う。例えば遠藤周作さんが死ぬときに、佐藤愛子さんに「俺が向こうに行ったら、あんたに連絡するから、ちゃんと聴いててくれ」と。そうしたら、愛子さんが「ちっとも何も来なかった」と言っていたのだけれども、その後、何かそうでもないという話が出てきたのです。
ただ、私が死後の世界を信じるようになったのは、患者さんが死んでからの顔がものすごくよくなるのですよね。

村松　亡くなった直後のということですか。

帯津　直後ですが、長い人は1時間ぐらいかかります。早い人で本当に1〜2分。要するに、外科医のときは、患者さんが壊れた機械で私が修理工、少し上から目線で見ていた。ところが、ホリスティックをやるようになると、どんな治療法も代替療法などは、私のほうが患者さんより詳しいということはないです。両方とも同じようなもの。だから、2人で相談する。これは戦友の形になっていくでしょう？
だから、戦友が凶弾に倒れたときは黙って見送ろうと、はじめから思ったのです。患者さんが亡くなると必ず、「ご臨終です」と言って担当医が死亡診断書を書きます。それが全部終わるとナースステーションから私に電話が来るのです。「すべて終わりました。どうぞ」と。

そうすると私は行って、患者さんの枕元に座るわけです。家族の人もいて、そして、ひょいと見ていると患者さんの顔がものすごくいい顔になる。女の人など、すごい美人ですよ。どうしてこんなに美人ばかりいるのかというぐらい。本当にそれは例外なく、いい顔になります。

それを手塚治虫さんが実はエッセイに書いています。あの人は医者だったでしょう？『ぼくのマンガ人生』というエッセイが岩波新書に入っている。その冒頭に、医者のころ、初めて教授回診に付いて回ったときに、たまたま患者さんが亡くなった。受け持ちの医者が来る暇がなく、回診していた教授がみとったわけです。教授が「ご臨終です」と言って、それでひょいと見たら、患者さんの顔がすっと変わったのですと。まるで仏様のような顔になったというのですが、仏様とは違う。やはり人間は人間ですが、実にいい顔になる。

それで私はこの顔は何の顔だろう。それで考えてみたら、やはりこれはこの世のお勤めを済ませて、そして、これからふるさとへ帰るという安堵の表情だろう。では、ふるさとはどこだ？　死後の世界だと。白隠禅師の虚空から始まって、そうするとやはり死後の世界はあるな。だって、みんないい顔になるのですから、みんながふるさとへ帰ることが分かっているのだろう。

それで私は死後の世界はあると決めた。決めると、今度は先に行っている人でいい人がたくさんいますからね（笑）。私も早く行きたくなり、早く行って一緒に飲みたいな（笑）。本当にたくさんいます。

そういう意味で、死というのはそういうことで、とにかくこの世とあの世の間にあり、それでわれわれはその生と死を統合して、あの世に行くのだ。こう思っているので、だから、やはり死というのは大事なものだろうと思っているのです。

村松　死に顔がきれいになるのをいま初めて聴きました。亡くなった後にだんだんきれいになっていくのですね。

帯津　いや、本当にそうです。

村松　死に形相というのは、自殺された方とか悪いと言うのですが、それは顔つきが悪いのですか。

帯津　でも、これもちゃんと見ていれば、必ずいつかよくなると思います。私が患者さんのところに必ず行くようにしていた時期が何年かあるのですが、例外はなかったです。

1人思い出すのは、奥さんが卵巣がんの末期で、ご主人が私の気功の教室にいつも連れてくるのです。奥さんはやる気がしないのに、おしりをたたいてね。

それで、その人が悪くなり、うちに入院して亡くなったのですが、亡くなったときに女医さんが担当だった。私が外来で仕事をしていたら電話が来て、「先生、ちょっと来て助けてくれませんか」と言う。「何？」と言ったら、「いや、○○さんが亡くなり、ご臨終ですと言ったのだけれども、旦那さんがどうしても信用しない。死んでいないと言う。もっとちゃんとやってくれと言う。私がいくら言っても駄目だから、先生、一度来て説得してくれませんか」と言うから、行きました。

もう時間がだいぶ経っていたのですよ。彼女が苦労して押し問答をやっていたものだから、1時間ぐらい経っていた。それで行って部屋に入ったら、その旦那がワッと私に飛びついてきて、「ありがとう。ありがとう」と泣き出した。「死んでいない」と頑張っていた人にしては妙だなと思った。

それで、ひょいと奥さんの顔を見たら、すごくいい顔です。だから、顔がいい顔になったので、旦那さんも「あ、これは本当に死んだ」と思ったのでしょう。そうとしか思えない。だから、そういうことで本当にきれいな顔をしてびっくりしましたが、それでみんな例外なくいい顔になることは、みんな行くところがあるからで、死後の世界がある。

そうすると、やはりこの世だけでなく、あの世もつなげて考えないといけないのだろう。だから、私が言う「攻めの養生」はあの世も展望に入れ、「死で終われり」ではなく、それを超えていくところにいいところがある。

村松　泣けますね……。

帯津　みんな先に行っていますから、楽しみですね。考えているだけでも早く行きたいような（笑）。

村松　深いですね。

死をゼロポイントフィールド（ZPF）側から捉えると……。

村松　私は、**矢作直樹先生**が大好きなので、矢作先生の本を引用させてもらってから、お話しさせてもらいます。何回かお会いする機会をいただいているのですが、矢作先生の『「いのち」が喜ぶ生き方』（青春出版社）という本の中には、「**肉体から抜けた目に見えない存在は、私たちが住むこの世界とは別の世界で、自在に生き続けます。『人は死なない』とはそういうことです。私たちが今回の人生で与えられる肉体を脱ぎ捨てて、元いた場所に帰る。それが死ぬということの真実です**」と伝えていて、元いた場所というのはゼロポイント側ということですよね。

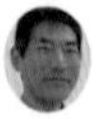

矢作直樹：東京大学医学部名誉教授、元東大病院救急部集中治療部部長

帯津　元東大救急部の教授ですよね。

村松　そうですね。肉体の電子雲のところに入っている「意識」であるバイオフォトンが、お亡くなりになると肉体から抜けて、ゼロポイントに戻るという。そして、ゼロポイント側にその人の意識が入る。亡くなったおばあちゃんの意識もゼロポイントに全部溶けてしまう。でも、おばあちゃんの意識はずっとあり続けるということですね。

さて、フォトンは素粒子です。そもそも素粒子はいろいろな寿命があり（図16）、電子は10の26乗年以上とか、あっという間に死んでしまう素粒子か、すごく長い素粒子か、両極端です。あっという間に死んでしまうのは10のマイナス何十乗秒で死んでしまうのですが、すごく長い素粒子もあります。その中でもフォトンは寿命が stable です。安定しているという。だから、寿命がないのです。

寿命がないから、「意識が死なない」と言えるのです。おばあちゃんが亡くなりました。そのおばあちゃんは意識が消えて、全くなくなってしまうのかというと、情報データはそもそもあって、その情報データから肉体にもらい受けて生きている。携帯とクラウドみたいな感じで、携帯が壊れてもクラウドに全部情報を入れているから大丈夫という感じです。

例えば、おばあちゃんがイギリスの男の子に生まれ変わりました。そうしたら、この

様々な素粒子の寿命

型	名前	記号	平均寿命
レプトン	電子 / 陽電子	e^- / e^+	$> 4.6 \times 10^{26}$ 年
	ミュー粒子 / 反ミュー粒子	μ^- / μ^+	2.2×10^{-6} 秒
	タウ粒子 / 反タウ粒子	τ^- / τ^+	2.9×10^{-13} 秒
バリオン	陽子 / 反陽子	p^+ / p^-	$> 10^{29}$ 年
	中性子 / 反中性子	$n / \bar{n}$	$> 10^{29}$ 年
ボース粒子	Wボソン	W^+ / W^-	10^{-25} 秒
	Zボソン	Z^0	10^{-25} 秒
	フォトン	「	*stable*

Stable:安定・・・「寿命はない」とされている！！

➡【意識】＝【フォトン】は死なない！

図16

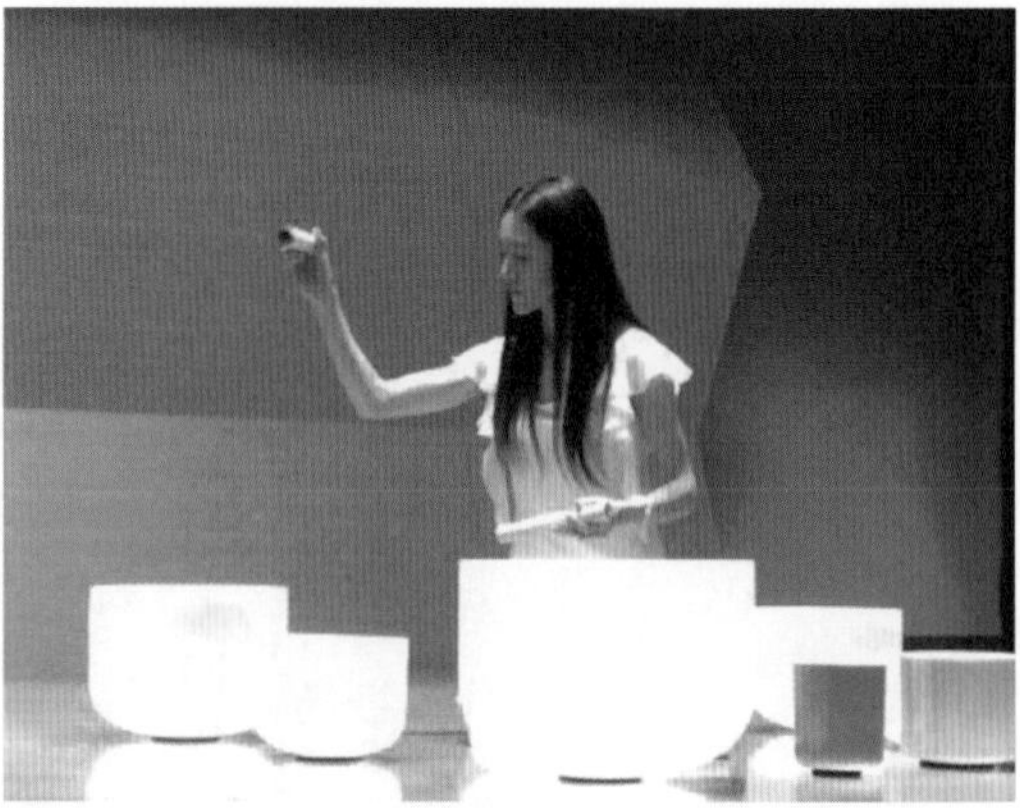

クリスタルボウルを奏でる村松夫人(p.141)

おばあちゃんの魂がＺＰＦからなくなり、男の子の肉体側に入るのかというと、クラウ

ドはいつもあるから、クラウドで祖母はいつも私を守ってくれている。生まれ変わってもクラウド上のデータがあって、そこから祖母がずっと守ってくれていて、イギリスに生まれ変わった男の子がいたとしても、その男の子はここのクラウドからデータをもらって動いている。だから、その男の子に私が会ったら、「何か会ったことがある感がある」というような（笑）、振動数で感じるということです。

そういう意味で、おばあちゃんはずーっと存在し続ける。自分を守る存在はずっと存在しつづけるというふうにお話しさせてもらっています。**ラズロー博士**も、「**生まれ変わるのではない。私たちの意識に入ってくる想念・イメージ・印象の源は、真空の中にあるのである**」、と伝えています。

仏教でも「生死一如」という言葉があり、とにかく「生き死に」は一緒ですよという。**良寛和尚**さんも「**うらを見せおもてを見せて散るもみぢ**」というのは、葉のおもて面は生きていて、うら面は死んでいる。別々かというと、両方一つセットで、もみじですよという。

だから、あの世とこの世があるのではなく、ここ全部を含めてゼロポイントですよ。生きている私たちが死んだらゼロポイントに帰ると言うけれども、この肉体すらゼロポイントから生まれてきている。この肉体もイコール・ゼロポイントだから、死後の世界と同じ世界をいつも行き来している。それで肉体から完全に抜けてしまったのがお亡くなりということです。

いま帯津先生の話を聴いて、死に顔、お顔がすごくよくなられるという話を初めて聴きました。いいことをしていたらいい顔になり、悪が多いと悪くなるのかと思っていたのですが、開華トレーナーで臨死体験をして戻ってきている方が5~6人いて、その方々は抜けている最中は苦しくないとか、暖かくて幸せで、と言います(笑)。

臨死体験によると、意識は存在し続ける

村松　開華トレーナーのある方は、肉体から抜けたら喜怒哀楽とか恐怖とかがない、と言っています。3歳のときに交通事故に遭ったらしいのですが、抜けて、自分の肉体を見たら、体が血だらけになっていて、母ちゃんに言わなきゃと思って「母ちゃん」と思ったら、もう家にいた。意識だけが家にいて、母ちゃんがいないから、隣のおばちゃんに言わなあかんと思い、「隣のおばちゃん」と思った瞬間に、もう隣のうちに行っていた。隣のおばちゃんは掃除機をかけていて、「おばちゃん、おばちゃん」と袖を引っ張っても、自分は抜けてしまっているから、おばちゃんは気付かない。

そうしたら、万華鏡の光がお迎えに来たというのです。サーッと吸い込まれていって、行ったら、ポワーンポワーンポワーンと光の玉が40個ぐらいあるけれども、40個が全部一つみたいな感じで、すごいウェルカム波動で来られて、行こうとしたら「こっち、いらっしゃ〜い！」というようなウェルカム波動。「おまえはまだ来るんじゃない。戻るのだ」というように言われた瞬間にドーンと重くなり、目を開けたら、お医者さんとお母さんから「生きとった」と言われたらしいです。

意識が抜けている最中は全部痛みがなく、しかし、「私は私」というのが残っているとおっしゃっていました。そういうのが何人かいらっしゃいます。ほかの方もインフルエンザで注射を打ったら自宅でアナフィラキシーになってしまい、超高熱が出て気を失ったときに行ってしまったらしいです。

娘さんが脳障害児ですが、お母さんが40歳ぐらいのときに抜けてしまって、やはりきれいなお花畑があり、「こっち、いらっしゃい」と来た。「私は娘がまだいるから、そっちへ行けません」と小さい声で言ったら「いいから、いいから、おいで」と言われ、すごく心地いいから行こうかと思った。そうしたら、おなかの底から、こんな声を出したことがないというでかい声で「私は娘がいるから戻るのーっ」と言ったらヒューンと戻され、ズドーンと重くなり、熱くて苦しくて、それで救急車が呼べたというのです。

やはり抜けている最中、痛み、喜怒哀楽がないという。ただただ幸せというしかないとおっしゃっている。それを全部含め、「生き死に」が、ゼロポイントフィールド（ZPF）ですね。生も死も全部、今ここに存在しているということを『開華』でお話しさせてもらっています。

まだ私は妻と子どもがいるから、死ぬのに念が残ります（笑）。まだ死ねないというのがあります。あと、まだやりきってない感があるので、「今日が最後」という感じではなく、まだ生きているものだという考えの中でいます。生き死にも一緒なのだというのもまだ頭で分かるレベルです（笑）。

バイオフォトンとして抜けて、ゼロポイント場、素粒子が生まれるもとにただ、その意識が溶ける。もっと大きなクラウドに戻るというのがAさんだったり、Bさんだったりのデータが溶けるということですね。たとえば、母親が「家族を守りたい」という意識は人体を抜けても、絶対残っているから、子どもに何かあったら「お母さんが助けるからね」みたいな意識はずっと存在し続けるということですね。

私が小さいころから聴いていた話をフォトンで考えたときに、魂とはデータであり、振動数だと考えていったときに、そういうことだったんだな、と思う。生き死にも一緒で、どっちもZPFということですね。

人生は孤独なひとり旅

村松　帯津先生は、人生は旅だとおっしゃいました。

帯津　そうですね。さきほども言いましたように、あの世から来て、1人でやってきて、そしてまた1人で帰っていく。孤独なる旅人である。旅人は旅情を抱いて生きている。旅情というのは悦びと悲しみとか、寂しさとときめきとか、いろいろな感情が錯綜した、しみじみとした旅の思いだけれども、その根底には何か悲しみがある。

私は旅人だから旅情に浸るのがやはりいいだろう。私は講演で全国へ結構行っている。帰りに空港や新幹線の駅のレストランで、1人でちょっと飲むのですが、時間を空けておいてもらってだいたい40分飲む。主催者もだいたい知っているのです（笑）。40分前に送ってくれる。

そこで生ビール2杯、それから焼酎のロックを2杯、そうすると40分。

村松　飲みますね（笑）。

帯津　それだけ飲んだら立ち上がるのだけれども、飲みながら、いろいろなことを考える。これまでの人生、これから、あるいは家族のこと、患者さんのこととかね。そうすると何とも言えない。いいですよ。人生が俯瞰できてきて、自分の人生がいとおしくなってきて。

村松　いいですねぇ。

帯津　だから、そういう意味でやはり旅人だから旅情に浸り、それで人間の悲しみが分かってきた。生きる悲しみ。だから、お互いに生きる楽しみを敬い合っていこうじゃないか。そうすると医療の中に本来のぬくもりが戻ってくるだろうと言っています。

村松　最高ですね。

帯津　少しいい感じにはなってきている。

村松　本当に医療にぬくもり、必要ですよね。
　その振り返る時間を飲みながら、すごいですね。

帯津　いいですよ。旅先で、1人で飲みながら、物思いにふけるのもそんなに悪くない（笑）。

村松　いいですね。先生は駒込病院から出られて独自の医療を始められ、その当時はバッシングのようなものにも、おひとりで耐えて、越えてこられたと思います。

帯津　ホリスティック医学ということで理解してくれているかというとまだまだですが、私が始めたころ、30年以上前ですけれども、比べれば、今ではかなり分かってくれている人がいますから、いいと思います。

それから、医療者の医療感というのもまだまだ十分100%よくはないですが、少しずついい方向に向かっていると思います。特にまだまだ患者さんにものすごく冷たいことを平気で言う医者が多くて困ります。それをまた患者さんがこちらに伝えるものですから。「どこどこの病院でこう言われた」「何でそんなことを言うのだろう」と思うようなね。だから、その辺がまだ医療の底力というところから考えるとまだまだですが、でも、少しずつでも変わってくるだろうと期待はしています。

村松　医学部の教育で、そういう場がなかなかない状況ですよね。

帯津　なかなかなんですよね。今はまた医学が進歩して覚えることが山のようにあるから、学生は覚えるだけで大変で、そこまでなかなか医者としての心構えとか、教育の中に入ってこないです。

村松　国家試験を受ける段階になると結構うつっぽくなっていますね。やっとの思いで受けて殺伐となってしまうようですが……。

帯津　われわれのころはまだ覚えることは今の学生さんよりずっと少なかったから、国家試験なんていうのはもともと受かるものだと思っていたのです。受ければ受かると、そのぐらい気楽にしていたのですが、今の人は大変です。

子供たちの教育を通して目指しているところ

帯津　先生の塾も、はじめは、なかなか理解されなかったんじゃないですか？

村松　ありがとうございます。群馬県の沼田市にあるのですが、スタートのときから、生徒は日本中から沼田に来るという意図をして、この小さな沼田の中に理解してくださる方もいらっしゃるのですが、今本当にありがたいことに群馬県内、県外いろいろなところからいらっしゃってくださっています。

そして、学校の授業ではやらない「意識」や「メンタル」「自己肯定感」などを伝えていきたいという思いはずっと持っていました。そこをやりたくて、ほかの塾と競争するつもりは全くなく、いい大学に入りたかったら、「それはうちはやっていないから、ほかの塾でいいですよ」というスタンスです。

だから、ほかの塾とは勝負しません。とにかく偏差値を上げたければ、うちは、それは狙っていない。生き生きと本来の自分、本来の「神性」を出すというところでやっています。そういうのをミッションに入れながら、保護者に対しては、「こういう形でやっています。伸びやかにテストで本領発揮できます、大会で突き抜けます。」と伝えています。

でも、根底にあるのは「個人、個人の本来の『神性』を開く」という部分です。神性とは、神様性です。それを開くということをさせてもらうためには、私自身の意識をいつも整えておくべきだし、あり方で生徒たちと接していく。

塾の最初の説明のときには脳みそのほうからです。「α波状態からマインドフルに飛ぶよ」というような感じで、脳のほうから説明することが多いです。

その個々の持っている個性だとか神性を伸ばしてあげるのだよということをやっていたら、結果的に実は偏差値が上がったり、スポーツの成績が出たりということになりました。だから、ガリ勉で上がった偏差値ではないので、「面白い、これ！」と没頭していたら、勝手に偏差値が上がっているということです。

帯津　なるほど。

村松　私は毎日ブログも日本中、いや世界中に発振していますが、本当に地球平和を意図しています。子どものときに栄養失調のアフリカの子供たちの写真を見たときにショックを受け、これ、どうやったら助けることができるのだろうと真剣に考えました。そしてさらに、インドやアフリカに行ったときに現地でお金を与えては駄目だというのも、またびっくりしました。なぜかというと、お金を与えてもその子どもが親のところにお金を持っていって、結局マリファナになってしまったり、たばこになってしまったりする。だから、教育が入らないと駄目だということを聴き、「なるほど、教育か。意識上げなきゃ」というところから意識を高める感覚が大きいです。

それで数学を教えるのが好きなので、塾で仕事をさせてもらいながら、吉田松陰の松下村塾のように、先生と生徒の間の心の激震を通して、子どもの心に火がつくことを楽しんでいます。そして、その子どもたちが、意識が上がってくることを通して、才能が開き、実績がふえてくる。その実績からくる実感があるから、地球上のいろいろな方々が、意識が高い人たちになれば、自然に戦争も消えているし、爆弾もなくなっているしというところがねらいですね。

爆弾や戦争は、私たちの心の中にある**批判**とか**攻撃**とかのフォトンの集合の物質化現象なので、私たちの心の中にある「何やってんの！」とか「いいかげんにしてよね！」というようなちょっとした批判や攻撃が、「ふざけるな！」ということになり、爆弾になっていくだけです。だから、そのエネルギー、振動数がそもそもなくなり、全部「ありがたいな」とか「うれしいな」とか、大いなる悦びという側になってくれば、そういう人だらけになれば、そういうフォトンだらけになる。そのフォトンからの物質化現象が起これば、平和な物質しか出てこなくて、勝手に兵器も不要になってきます。だから、警察も裁判所も別のお仕事をするようになってくる。

でも、今の意識は「そういうこと言ったら、裁判やるよ」とか「警察呼ぶよ」というエネルギーだから、警察がずっと存在し続ける。しかし、私たちが「あ、そうか。そういうことだったんだ。ごめんね」となれれば、警察も裁判も要らなくなってくるから、やはり意識を上げていくことを意図しています。それが毎日のこのメルマガ、YouTubeを通して発振しているところです。

帯津　この間、私の講演に来て名刺をくださったのが齋藤さんという方だった。ものすごく感じのいい人です。

村松　ありがとうございます。

帯津　ああいう人が何人もいるのですか。大したものですね。

村松　齋藤はうちのスタッフです。ほかの女性は開華トレーナーといって、開華セミナーのできる看護師さんとか中学校の保健の先生です。

帯津　あのときにいた女性もみんな美人でね。うらやましいぐらい（笑）。

村松　ありがとうございます。伝えておきます。

よく名前を覚えてくださってありがとうございます。彼もすごく苦労されていて、お姉ちゃんと妹がいて、本人が真ん中で、親がお酒で暴れていて、高校のときに俺はいられなくなって出たと。姉貴と妹を置いて家を出て、いつかおやじを殺してやろうと思っていたというぐらい恨みがすごかったらしいです。

帯津　大変だね。

村松　しかし、いろいろ転々と巡って、最後お金がなくなって親元に戻り、3年ぐらい地獄、監獄にいるようだったと言っていました。そこで開華のメルマガを通して開華を知ってくれて、だんだん開華のお手伝いをしてくださってから、「ちょっと入りませんか?」と社員になってもらっています。開華メルマガをずっとひたすら読んでくださっていて、今は本当にお父さんに対しても感謝。「おやじが地獄を見せてくれたから、だから、俺は愛でいることをとにかく意識できる」という。

帯津　「おかげで」になった。

村松　「おかげで」になってくれて、本当に父親には感謝している。それで、あの整ったエネルギーで穏やかな人物になりました。苦難というか、どん底を見たから、おかげで自分の感情で行動すると環境を壊せるから、感情ではなく、意識高く存在することに彼が徹してくれています。先生の言葉を伝えておきますね。

そのようにして意識を上げていくことが私の本当にやりたいことで、それが、私が生きている間になすべきことというのか、成し遂げていくミッションです。

こうやって帯津先生ともつながりを持たせてもらうことはすごくありがたいことで。

帯津　いえ、こちらこそ。

志半ばだったいとこの遺志を継いで

帯津　いつ頃から、そのように考え始めたのですか？

村松　私が今の仕事を始めた理由には、いとこの悲しい死があってというのもありました。私が20歳のときに彼が17歳で、JR東海、三島駅での新幹線初の死亡事故でした。彼は医者になろうと思い、新幹線に乗って東京まで高校に通っていて、こだまを三島駅でいったん降り、ひかりが通り過ぎるのを駅のホームで待っていたらしいのです。当時、公衆電話で「お母さん、何時何分に乗ったから迎えに来て」と電話をして乗ろうとしたら、荷物を乗せたまま、新幹線が走り始めてしまったので、彼はドアに手か、洋服を挟んだらしいです。そのまま新幹線が走り出し、ホームで事故死してしまいました。

彼が医者になりたいというのは、東南アジアの医療をどうにかより良くしたいという思いもあり医学を志していたのですが、彼が志半ばで亡くなった。それで裁判があり、JR東海に勝訴してお金が下りたのを、両親はそのお金を全部カンボジアの学校建設に充てたのです。カンボジアは、ポル・ポト政権で有能な人物がみんな殺されているので、学校をつくることで息子の魂がそこにずっと生き続ける。そこから有能な人材が出ることで、医者が出る、教師が出る、弁護士が出るとなると、息子の魂がずっと生き続けるからという両親の思いがあり、私が26歳のときに学校ができ始め、二校できたのです。

それを見て、「いとこが学校をつくった。俺もできる、そういう教育ができる」という感覚が入ったのと、「私が動くことにより、いとこが必ずいつもサポート、応援してくれる感覚」を持っています。だから、先ほど先生が「死んだ後は向こうで飲みたい」みたいな感じで、自分が成し遂げていくことを彼に報告に行けるという想いはあります。

彼が亡くなって私自身ものすごく悲しかったし、ご両親は私の何百倍も悲しいでしょうが、その部分を、彼が亡くなったおかげで、私は彼の分も突っ走れるのがあります。ご両親も今は孫もちゃんといて孫たちと仲良く、お父さんも、お仕事ですごく大成されています。だから、本当に生きている。彼は生きています。

私の中で、いとこの事故死がなかったら、もっと私はやわいい人物だと思っています（笑）。全然馬力のない。

帯津　いい話ですね。

村松　ありがとうございます。

ウイルス感染症に負けない心

村松　最後になりますが、いま話題の感染症はどう捉えればいいのですか？

帯津　これは考え方ですが、私はやはり古い人間だから、例えばO－157なんていう大腸菌が大阪ではやって大騒ぎした。あのとき週刊誌から、私に「コメントをいただきたい」と電話がかかってきた。私は言ったのですが、ああいう大腸菌などにしても、これは細菌ですが、ウイルスにしても、この地球の中の同じ住んでいる間柄です。だから、仲良くやっていけばいいので、あまり除菌だとか滅菌だとか言って追い詰めていくと、向こうだって抵抗してきます。

だから、追い詰めないで、「おまえはここにいろ。俺はこっちにいるから」。そういう気持ちがあったほうがいいので、いま歯医者さんなどに行っても、すぐ触った手を洗わされるし、ああいうのは行き過ぎだと思います。だから、本当はそういう細菌やウイルスに対しても仲間意識を持ち、同じガイアを共有しているのだと思い、それはそれ。

もちろん、今回のようにはやってきたときに、これを何とか鎮めないと大変だから、それはまたそれでいいのだけれども、基本的な考え方としては、仲間だと思ってやってもらったほうがいいと思います。そうすると、もう少しいい展開になるのではないかという気がします。なかなかそう理想的にはいけないにしても、そういう気持ちが。

この間も九州の市民大学に呼ばれて、1カ月ぐらい前だったか、行ってしゃべってきたのですが、そのしゃべる前にまだ川越にいるときに電話がかかってきた。出掛ける1~2日前です。今この時期だから、この会を強行するか、やめるか、会議をしているが、結論が出ない。結局、演者である帯津先生がどう思うかで決めよう。「どう思いますか?」と言うから、「いや、私は何とも思いません。出掛けていきますよ。私はマスクも嫌いだし、手も洗いません」と言ったのです(笑)。

そうしたら向こうは喜んで、「では、ぜひやりますか」。

村松　すばらしいですね。

帯津　それで行ったのですが、それはいいかげんに言ったのではなく、昔からそうです。医療者がマスクなんかやっては駄目だと言うのですよね。医療は格闘技だと私はいつも言うのです。マスクをして格闘するやつがいるか。だから、どんどん自分が細菌やウイルスにさらされ、たくましくなっていなければいけない。

村松　すごい!

帯津　そういう気持ちで、だから、マスクは要らない。手も、昔、われわれが小学校のころ、手なんか洗うやつはいなかった（笑）。物がないころで、それでみんな元気だったのだから、基本的には私はそういう考えです。

ただ、では、今やっているようなところでもそうやって頑張るのかというと、そうではなく、それはそれでちゃんと普通の手続きはしてもらっていいのですが、基本的な考え方ですよね。

感染症、そうですね。きょう実はある連載しているところへ、月刊誌で15日が締め切りなものですから、パッと書いて送ってきたのですが、やはりＳＡＲＳがはやったときに、私が尊敬している中医学の先輩、中国人ですけれども、上海で亡くなったのです。九十いくつでＳＡＲＳではなくてね。それでお葬式には絶対行くと心に決めていたものですから、「行く」と言ったら、病院の連中に猛反対を受け、ＳＡＲＳがはやっているところに行くことはない。いま葬儀に行かなくても、後で行けば……と。

そうはいかない。それで私は、それこそ呼吸法をやっているから、「１日や２日呼吸しないでも俺は大丈夫だ」と言って出かけていったのです（笑）。１泊して、葬儀が終わり、夜ホテルで、１人で思い出しながら飲んで、実にいい旅でした。それを思うと、こういうことも何でも決まったように考えないでいいのだろうと思います。

共存でいいのですよ。お互いに愛情を持って付き合えば、向こうだって、いつかは応えてくれる。

村松　そうですよね。

医学的な質問ですが、「ウイルスは細胞を持っていないから、生き物ではない」という定義で。では、なんでヒトの細胞に入り込もうみたいな、意志はあるのかと思うのですが、どういうのですか。

帯津　ウイルスは核酸だけです。核酸がタンパク質の殻で包まれているだけだから、生物とは、これだけ見たら言えないわけです。だから粒子、生物ではなく微粒子と書いてあります。小さい粒子。しかし、生きていくためにはヒトの細胞にくっつき、そこからエネルギーやタンパク質をもらうわけです。そういうところを見ると、ただの微粒子ではない。何か意志はあるようです。

村松　ありますよね。

帯津　だから、相当不思議です。

村松　そうすると「細胞をもつものが生物」という定義が変ですよね。

帯津　そうですね。

村松　「細胞膜を持っているもの＝生物」となっているじゃないですか。核酸ということはコロナウイルスの場合、ＲＮＡがあり、それ自体もたぶん意識ですものね。だから、自分が生き残ろうという意図はあるのですよね。

帯津　よく考えると不思議な存在だけれども。

細菌は単細胞の生物ですから、核がない。普通の単細胞。それはそれでいいのですが、ウイルスはちょっと難しいですよね。

村松　でも、帯津先生のあり方だと翻弄されないですよね。手は洗わない。マスクは嫌いという（笑）。それでいいですよね。

では、ウイルスも、ゼロポイントフィールドから見たら、仲間なので、共存していこうということですね。本日は、本当にありがとうございました。

帯津　こちらこそ。ありがとうございました。

ご縁に、ただただ感謝～あとがきに寄せて

二〇一九年一〇月。銀座倫理法人会で五十嵐由人会長のご縁でモーニングセミナーで講話をさせていただきました。五十嵐氏は、四〇年ほど前に私の父も仕事でお世話になり、当時幼稚園生くらいだった私をかわいがって下さっていた方と四〇年ぶりでの再会！　そのご縁で、一二月に、渡辺嘉之社長から、ご丁寧な書類をいただきました。そこには衝撃的な内容が…。

「村松様の講話内容に非常に感動いたしました。」「ぜひとも、帯津良一先生との対談本を出版させていただければと思います。」…。

帯津良一先生といえば、二五年ほど前。私が大学二年の時に、人間学、あり方を学びたく、船井幸雄先生の「船井オープンワールド」に参加した時にお見かけした、とっても穏やかな先生。改めて帯津先生の最近のご著書、『大ホリスティック医学入門』『死の不安を乗り越える〝大ホリスティック〟な生き方』など4冊を読ませていただきました。

読み進めていってのさらなる衝撃。「お医者さんで【ゼロポイントフィールド】側の治療の病院を作っている!!」

その上の衝撃が…。なんと私の東大空手部の大先輩！　本当にありがたいお導きでした…。

実際に対談時、隣同士で座らせていただき、お忙しい中でもいろいろなやりとりの波が終始穏やか。呼吸法の賜物ですね。お話をされる横顔を拝見していて、私の祖父、村松博文にそっくりすぎて、「わぁ…おじいちゃん応援来てる…。」と感じるほど。そして、八三歳とは思えない快活さ、博学さ…。本で読んだ文章の中で気に入った文面はスラスラと出てくる。それでいて、週に一名や二名、お亡くなりになる職場で、「死にゆく人の不安に寄り添うには、どの人よりも死に近いところにいなければならない。」と、穏やかな波でお話しされ、そして毎晩、「いやぁ…今日も生ききった!!」と自分をねぎらう晩酌は欠かさない。最高の生き方だ…。と感じました。

私が伝えさせていただいている、量子力学側、【ゼロポイントフィールド】側からのあり方。私自身が鬱、対人恐怖症でファミレスや夜桜見学にも行けなかったところからの復帰。その実体験と理論をもとに、本当に多くの、七年間で三万名を超える方々に『開華』セミナーを開催させていただき、多くの方が人生を悦び側で生きてくださること。このことが、帯津先生とのご縁で医療業界の方々、病院で日々、お人の命のために日夜励まれてらっしゃる方々、病院で精神的・肉体的に辛い状況にある方々に、少しでも響き渡り、帯津先生の唱える「大ホリスティック医学」「霊性の医学」の世界展開の一助となれば幸いです。

そして、地球上の多くの人々の「霊性」がますます高まってゆき、「真の地球平和」が創造されることを願ってやみません。

今回、素晴らしい人生の歩み方を見せてくださった帯津良一先生、ご縁をつなぎ、バックヤードをご準備くださった渡辺社長とスタッフの皆様、その源である五十嵐氏はじめ倫理法人会の多くの皆様、本当にありがとうございました。

私の命の元であり、生き方・あり方を、全存在を通して教え続けてくれ、たくさん激励してくれている両親。戦後生まれの私の両親がこの世に生まれるために、戦中を生き延びてくれた、そして日本国のために志を持って命がけで戦地に赴いていた二人の祖父。その祖父を守り、支え続けてくれた二人の祖母。その命のバトンがあり、私が生まれたこと。小学校の頃から「飢餓貧困」、「戦争」に響き、「なんでこのような世界が起こるんだろう…」と考え続けつつも、実家のある静岡県富士宮市の久遠寺のお坊さんの姿に、「こういう生き方、いいな…将来お坊さんになろう。」と思い、育ってきたことも実家のおかげ。反抗できないまま密かな反抗期を三〇歳過ぎてもやっていた私が、自ら撒いた種で苦しみ、発症した鬱。私が自分を大切にした途端にあり方が全く変わり、「すべては【自分発振】なんだよ。」と、存在で教えてくれた、前職である父の会社の社員の方々。今まで出会い、ご縁あった多くの方々に、本当に感謝しています。

私が会社と家庭の往復しかできず、外に出れない対人恐怖症の時もずっとサポートし続け、「だいちゃんは、だいちゃんのまんまでいいんだよ。」と、私の魂をずっと『開華』させ続けてくれた最愛の妻。そして、あっという間に高校2年、中3、小6になった、個性溢れ、元気！　伸びやかで自分の才能をどんどん生かし続けてくれる大切な子供たち。赤ちゃんのまま、天国でずっと私たちのことをサポートし続けてくれているもう一人の娘と、一七歳で天国へ還った大切ないとこの魂さん。多くの方々の支えとエネルギー交流があったから、今の私が形成されています。

そして今、一般社団法人『開華』GPEとして発振し続けることができる下支えをしてくれているスタッフや塾の先生たち、『開華』セミナーを通してご縁ある方々をどんどん素敵な人生へ展開し続けてくださっている『開華』トレーナーの皆さん。今や、世界三二カ国へ広がっている『開華』メルマガの読者の皆さんの愛の周波数のおかげで、地球がますますきれいな状態へとシフトしています。この素晴らしい愛と感謝の振動数がどんどん物質化され、素晴らしい地球となっていくことを祈念しています。

村松　大輔

人生を悦びに変える
波動とエネルギーのレシピ
—大ホリスティック医学×量子力学的自分発振—

2020年8月10日発行　第1版第1刷 ©

著　者　帯《おび》津《つ》良《りょう》一《いち》
村《むら》松《まつ》大《だい》輔《すけ》

発行所　あすか書院

発売所　総合医学社

〒101-0061　東京都千代田区神田三崎町 1-1-4
電話 03-3219-2920　FAX 03-3219-0410
URL：http：//www.sogo-igaku.co.jp

Printed in Japan　シナノ印刷株式会社
ISBN978-4-88378-714-2